PT・OTのための
画像評価に基づく
疾患別ケーススタディ
Case Studies Based on Image Assessment for Therapists

監修 奈良 勲
編集 淺井 仁　柴田克之

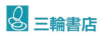

著者一覧

監　修

奈良　　勲　　広島大学名誉教授

編　集

淺井　　仁　　金沢大学 医薬保健研究域 保健学系 リハビリテーション科学領域　理学療法学専攻
柴田　克之　　金沢大学 医薬保健研究域 保健学系 リハビリテーション科学領域　作業療法学専攻

執　筆 （執筆順）

淺井　　仁　　金沢大学 医薬保健研究域 保健学系 リハビリテーション科学領域　理学療法学専攻
中瀬　順介　　金沢大学附属病院 整形外科　医師
都志　和美　　南ヶ丘病院 リハビリテーション科　理学療法士
南　　千明　　南ヶ丘病院 リハビリテーション科　作業療法士
加畑　多文　　金沢大学附属病院 整形外科　医師
黒川　由貴　　金沢大学附属病院 リハビリテーション部　理学療法士
沼田　仁彬　　富山県済生会高岡病院 整形外科　医師
成宮　久詞　　地域医療機能推進機構 金沢病院リハビリテーション科　理学療法士
横山　幹郡　　信州大学医学部附属病院 リハビリテーション部　理学療法士
杉中　菜子　　地域医療機能推進機構 金沢病院リハビリテーション科　作業療法士
村松　僚太　　金沢大学附属病院 リハビリテーション部　理学療法士
加藤　仁志　　金沢大学附属病院 整形外科　医師
吉岡　克人　　金沢医療センター 整形外科　医師
長谷田敦志　　公立南砺中央病院 リハビリテーション室　理学療法士
中川　敬夫　　金沢医科大学 リハビリテーション医学科　医師
坂井登志高　　金沢脳神経外科病院 リハビリテーション部　理学療法士
森田　　梓　　あわーず訪問看護リハビリステーション　作業療法士
藤川　諒也　　金沢脳神経外科病院 リハビリテーション部　理学療法士

寺崎真登佳	春江病院 リハビリテーション課　作業療法士
山本　詩織	金沢脳神経外科病院 リハビリテーション部　作業療法士
川崎　愛	金沢脳神経外科病院 リハビリテーション部　作業療法士
影近　謙治	富山県リハビリテーション病院・こども支援センター　医師
前田　大忠	金沢医科大学病院 リハビリテーションセンター　理学療法士
寺西　美月	金沢医科大学病院 リハビリテーションセンター　作業療法士
村谷　俊幸	訪問看護リハビリステーション OHANA　理学療法士
渡邊　達矢	金沢医科大学病院 リハビリテーションセンター　理学療法士
五十嵐ひかる	金沢医科大学病院 リハビリテーションセンター　作業療法士
山本千登勢	金沢医科大学病院 リハビリテーションセンター　理学療法士
塚谷　理子	金沢医科大学病院 リハビリテーションセンター　作業療法士
戸田　悠介	金沢医科大学病院 リハビリテーションセンター　理学療法士
吉田　日和	金沢医科大学病院 リハビリテーションセンター　作業療法士
橋川　誠之	金沢医科大学病院 リハビリテーションセンター　理学療法士

(執筆時)

監修者のことば

　画像情報（データ）に基づく病態の掌握と診断は，1896年のレントゲン博士のX線を利用した単純X線検査の発明に由来している．それ以来，CT，MRI，超音波，シンチグラフィー，PET，血管造影など生体内の病態像を詳細に掌握してより的確な診断が可能になってきた．

　本書の企画案は約5年前から構想してきたが，ようやく発行される運びとなった理由は，症例の経過を追って記述することに重点を置いたためである．また，この間に理学療法士，作業療法士，言語聴覚士が臨床場面で担当する症例の画像情報の種類と内容も増えて進歩してきた．運動器系の超音波画像をセラピスト自身で撮像することも可能になり，それについて記述することにも時間を要した．

　さらに，脳のMRI画像では一般的な各種の強調画像に加えて，神経線維トラクトグラフィーと称される脳の神経線維を描出する画像も得られるようになってきた．そして，理学療法士・作業療法士養成における厚生労働省による指定規則が2020年度から改正され，画像情報に関する知識も教授することになった．よって，セラピストとしての立場も種々の画像を通じて症例の病態情報を得て理解することが格段に求められる時代となる．しかし，客観的で信頼性の高い画像情報とはいえ，個々人の個体差（性別，年齢，職業歴，既往歴など）も存在することから，診察や評価には欠かせない問診・視診（観察）・聴診・触診を怠ることは望ましいことではない．

　セラピストによる検査・測定データに基づく評価に準じて最善の治療計画と画像情報とを対比しながら実践的に介入することが重要である．しょせん，診断・評価と治療・介入とは表裏一体であることを認識して実践するためには，いずれかに偏ることがあってはならないのはいうまでもない．

　上記のごとく，本書の読者層は主に養成校の学生を対象にしているが，現役セラピストにも役立つように企画した．既存の類似書と異なる点の1つは画像の撮像原理と実際の画像からいかなる情報が得られるかを簡潔に解説し，過去の理学療法士・作業療法士国家試験の出題傾向を見据えて，画像を診る際の具体的なポイントを示したことである．2点目は運動器系，中枢神経系に加えて内部疾患も取り上げ，セラピストが度々担当すると思える症例を厳選し，担当医（リハビリテーション専門医を含む）が当該疾患の一般的な病態と症状とについて解説していることである．3点目は，すでに上記したが，担当医の症例解説に基づいて，発症直後から可能な限り長期間の経過を追って各病期における画像所見とセラピストの介入について解説したことである．つまり，本書は実際の症例に関与した医療関連職者がそれぞれの立場で経過を追った“臨床の現実”を記述したものである．

　2019年11月

奈良　勲

序　文

　理学療法士，作業療法士が臨床業務を適切に遂行するためには，担当症例の画像情報を必要に応じて的確に理解する必要性があることはいうまでもない．それによって，より客観的で信頼性の高い検査・測定および評価が可能となり，その結果，より効果的な治療介入ができると考えられる．

　例えば，担当症例の脳画像を見て，病巣部位と症状との因果関係についての知識を基に検査・測定をすることによって，評価の信憑性を高めることができる．そして，機能改善のためにより有効な治療プログラムを立案することが可能になると考えられる．運動器疾患，中枢神経疾患および内部疾患のいずれにおいても，症例の症状と画像から得られる情報との関係性を踏まえて，機能損傷・不全の増悪の防止に努めた上で，症状の改善を図ることが求められる．しかも，症例の症状経過と画像情報の経時的変化との関連性を理解することも重要である．

　これまで，本企画と類似した書籍はいくつか出版されている．しかし，それらの多くは中枢神経疾患，あるいは運動器系疾患に限定されたものであった．本書は，養成校の学生から臨床経験5年程度の若手の理学療法士，作業療法士を対象としたものであり，以下に述べる3つの重要な点に留意して企画したことである．1つ目は，画像の撮像原理，画像からいかなる情報が得られるかについて概説するとともに，これまで理学療法士・作業療法士国家試験で出題された設問を踏まえて，より具体的な画像の診かたについて説明していることである．2つ目は，中枢神経疾患，運動器系疾患および内部疾患について，症例ごとに担当医（リハビリテーション専門医を含む）から当該疾患を理解するために重要な画像を提示してもらい，当該疾患の一般的な症状とその画像から得られる情報とを解説してもらうことである．そして，3つ目は，担当医の症例解説に基づいて，発症直後から可能な限り長期間の経過を追跡し，各病期における画像所見と理学療法，作業療法の介入について，担当医と担当セラピストが解説していることである．これによって，読者が画像の変化と症状の経過に準じた介入の内容について理解できるように努めた．

　本書の企画は，編集に携わった3人が数年前検討したものである．2020年度から理学療法士・作業療法士養成に関わる厚生労働省が定めた指定規則が改定される予定であり，偶然ではあるが，そのなかで画像診断および画像評価が必修化されることになった．よって，本書が担当症例の症状と画像情報との関係をより綿密に関連付けることに役立てば幸いである．

　なお，本書は企画者の意図と執筆内容とを相互に綿密に連携する目的で，石川県内の執筆者を中心にしたことを付記しておく．

2019年11月

編集者代表　淺井　仁

目　次

監修者のことば ……………………………………………………………… 奈良　勲　iv

序　文 ………………………………………………………………………… 淺井　仁　v

第1章 PT・OTに診てほしい，画像の知識とポイント …………… 淺井　仁　1

  Ⅰ　単純X線画像 ……………………………………………………………… 2
  Ⅱ　CT画像とMRI画像 ……………………………………………………… 5
  Ⅲ　超音波画像 ……………………………………………………………… 12

第2章 画像情報とケーススタディ ………………………………………… 17

Ⅰ 運動器系疾患 …………………………………………………………… 18

1 上腕骨近位端骨折　18

症例紹介 ……………………………………………………………… 中瀬順介　18
疾患の病態
治　療
画像を診るポイント
予後予測
理学療法経過 ………………………………………………………… 都志和美　21
作業療法経過 ………………………………………………………… 南　千明　22

2 変形性膝関節症　29

症例紹介 ……………………………………………………………… 加畑多文　29
疾患の病態
治　療
画像を診るポイント
予後予測
理学療法経過 ………………………………………………………… 黒川由貴　33

3 大腿骨頸部骨折　36

症例紹介 ……………………………………………………………… 沼田仁彬　36
疾患の病態
治　療
画像を診るポイント
予後予測
理学療法経過 …………………………………… 成宮久詞，横山幹郡　39
作業療法経過 ………………………………………………………… 杉中菜子　39

4 膝前十字靭帯損傷　44

症例紹介 ………………………………………………………………… 中瀬順介　44
疾患の病態
治　療
画像を診るポイント
予後予測
理学療法経過 ……………………………………………………………… 村松僚太　48

5 腰椎圧迫骨折　53

症例紹介 ………………………………………………………………… 加藤仁志　53
疾患の病態
治　療
画像を診るポイント
予後予測
理学療法経過 ……………………………………………………………… 黒川由貴　57

6 腰椎椎間板ヘルニア　59

症例紹介 ………………………………………………………………… 吉岡克人　59
疾患の病態
治　療
術後の経過
画像を診るポイント
予後予測
理学療法経過 …………………………………………………………… 長谷田敦志　62

II 神経系疾患 ………………………………………………………… 66

1 脳出血1（右被殻出血）　66

症例紹介 ………………………………………………………………… 中川敬夫　66
疾患の病態
治　療
画像を診るポイント
予後予測
理学療法経過 …………………………………………………………… 坂井登志高　70
作業療法経過 ……………………………………………………………… 森田 梓　70

2 脳出血2（右視床出血）　78

症例紹介 ………………………………………………………………… 中川敬夫　78
疾患の病態
治　療
画像を診るポイント
予後予測

理学療法経過 ………………………………………………… 藤川諒也 82
作業療法経過 ………………………………………………… 寺崎真登佳 82

3 脳梗塞（右中大脳動脈閉塞）　90

症例紹介 ……………………………………………………… 中川敬夫 90
疾患の病態
治　療
画像を診るポイント
予後予測
理学療法経過 ………………………………………………… 坂井登志高 94
作業療法経過 ………………………………………………… 山本詩織 94

4 くも膜下出血　102

症例紹介 ……………………………………………………… 中川敬夫 102
疾患の病態
治　療
画像を診るポイント
予後予測
理学療法経過 ………………………………………………… 藤川諒也 105
作業療法経過 ………………………………………………… 川崎　愛 105

Ⅲ 内部疾患 …………………………………………………… 114

1 慢性閉塞性肺疾患（COPD）　114

症例紹介 ……………………………………………………… 影近謙治 114
疾患の病態
治　療
画像を診るポイント
予後予測
理学療法経過 ………………………………………………… 前田大忠 116
作業療法経過 ………………………………………………… 寺西美月 117

2 肺　炎　121

症例紹介 ……………………………………………………… 影近謙治 121
疾患の病態
画像を診るポイント
理学療法経過 ………………………………………………… 村谷俊幸 123
作業療法経過 ………………………………………………… 寺西美月 126

3 肺がん　130

症例紹介 ……………………………………………………… 影近謙治 130
疾患の病態

治　療
画像を診るポイント
予後予測
理学療法経過 ···················· 渡邊達矢　135
作業療法経過 ···················· 五十嵐ひかる　135

4 心不全　142
症例紹介 ···················· 影近謙治　142
疾患の病態
治　療
画像を診るポイント
予後予測
理学療法経過 ···················· 山本千登勢　146
作業療法経過 ···················· 塚谷理子　148

5 心筋梗塞　152
症例紹介 ···················· 影近謙治　152
疾患の病態
治　療
画像を診るポイント
予後予測
理学療法経過 ···················· 戸田悠介　155
作業療法経過 ···················· 吉田日和　155

6 腎不全　158
症例紹介 ···················· 影近謙治　158
疾患の病態
治　療
画像を診るポイント
予後予測
理学療法経過 ···················· 橋川誠之　160
作業療法経過 ···················· 五十嵐ひかる　160

索　引 ···················· 169

第1章

PT・OTに診てほしい，画像の知識とポイント

　本章では理学療法士，作業療法士が臨床場面で患者の病態を知るために，視覚的情報としての単純X線画像，CT画像，MRI画像および超音波画像について，それぞれの画像の簡単な撮像原理と診かたについて概説する．また，理学療法士・作業療法士国家試験において出題されている画像（超音波画像は除く）に関する設問の傾向についても記述する．

I 単純X線画像

1 単純X線画像の撮像原理

　X線は1895年にドイツのRoentgen博士によって真空管の実験中に偶然発見されたものである．そして，その発見から2年後の1897年には東京帝国大学，1899年には京都帝国大学にそれぞれ輸入されたX線装置が設置され，それから間もない1900年代初めには国産のX線装置の販売が開始された[1]．このように，X線画像には100年以上の歴史があり，X線画像は1980年代に入るとデジタル化が進められてきたが，以前のアナログ画像時代には増感紙－フィルム系というシステムが用いられてきた．このシステムでは，増感紙の使用によって被験者の被ばく線量の軽減ができ，鮮明な画像を得るために増感紙の感度とフィルムの感度との組み合わせを調整していた．一方のデジタル撮影では，フィルムの代わりにイメージングプレートにX線画像情報を蓄積し，この画像情報がレーザー走査によって読み取られ，デジタル化されるものである．いずれにせよ，X線発生装置と撮影対象となる患者などとの関係は同じである．

　X線画像の仕組みを一般的なカメラを用いた撮影と対比させながら簡単に説明する．私たちが日常用いるカメラ（ビデオカメラも含む）は，被写体に光を当てて，そこで反射した光を撮影している**（図1-1-1）**．これに対してX線画像は，X線管から発したX線が被写体を通過したときの影を画像として撮像している**（図1-1-2）**．よって，X線は，X線管から放射状に発するので，X線画像は被写体よりも若干大きく撮像されている（被写体からイメージングプレートまでの距離が長いほど画像が大きくなる）ことを知っておく必要がある．また，X線の強さは，X線管から被写体までの距離の2乗に反比例して減衰する．これは，光の明るさが光源からの距離の2乗に反比例して減衰することと同じである．

図1-1-1　光学カメラ

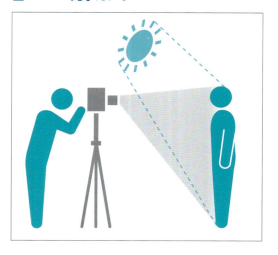

図1-1-2　X線撮影概念図

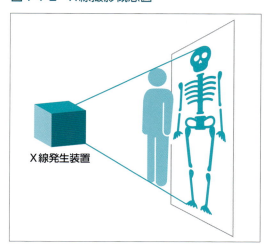

実際のX線画像において，白っぽい部分と黒っぽい部分が生じるのは，白っぽい部分は影の濃いところであり，主に骨などである（図1-1-3）．これは骨におけるX線の吸収率が高い（透過性が低い）ためである．一方の黒っぽい部分は影の薄いところであり，主に肺や筋などのX線吸収率が低い（透過性が高い）組織である．X線画像にはX線が生体を透過した際の情報がすべて反映されている．そのため，死角が生じるなど，必要とする情報が明瞭に得られないこともある．そこで，この課題を解決し，必要な情報を得るために，診療放射線技師によるX線管と被写体との距離およびX線管の出力など最適な画像を得るための撮影条件の設定や必要に応じて多方向からのX線撮影が行われてきた．例えば，多方向からの腰椎の撮影では，一般的に正面（図1-1-4），側面（図1-1-5），斜位（右・左）（図1-1-6）の4方向からの撮影が行われる．

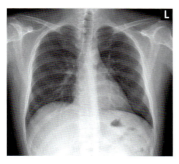

図1-1-3
骨を含むX線撮像例

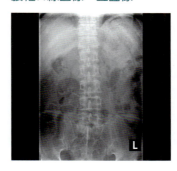

図1-1-4
腰椎X線画像　正面像

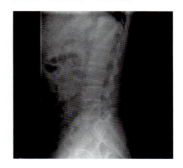

図1-1-5
腰椎X線画像　側面像

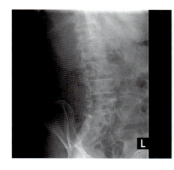
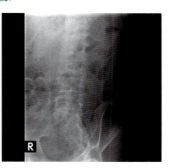

図1-1-6　腰椎X線画像　斜位像

2　単純X線画像の診かたと国家試験出題傾向

　理学療法士・作業療法士国家試験に出題された設問を用いて，単純X線画像の診かたについて記述する．第40回から第50回までの10年間の国家試験に出題されている単純X線画像を用いた設問は15題あり，それぞれ胸部，股関節・大腿骨，膝関節，肩関節，肘関節および手指の各部位における疾患に関する出題であった．
　胸部X線画像の正面像は，向かって左側が右，同じく右側が左である．胸部X線画像を用いて出題されたのは，肺の過膨張と誤嚥性肺炎であった．いずれも胸部X線画像の正面像が出題に用いられている．これらの設問は，胸部X線画像を診るときのポイントとなる肺容積と肺野透過性[2]

に関する知識が問われている．

　肺の容積を直感的に把握するためには，胸部CT画像よりもX線画像が有利である[2]．肺容積を把握するためには，横隔膜の位置を確認することが重要である．横隔膜の位置が正常よりも低い症例では，肺の過膨張が示唆され，閉塞性の機能不全が疑われる[2]（図1-1-7）．反対に横隔膜の位置が高い症例では，肺容積の減少が示唆され，拘束性の機能不全が疑われる[2]（図1-1-8）．肺野透過性が低下するのは肺の含気が少ないため，肺野画像はより白くなり，一方，肺野透過性が亢進するのは肺の含気が多いため，肺野画像はより黒くなる．肺野透過性が低下する要因として炎症が挙げられており，炎症が肺実質にあるか間質にあるかでさらに分類されている．一方，肺野透過性が亢進する疾患の代表的なものとして肺気腫と細気管支炎が挙げられている[2]．肺野透過性が亢進する疾患では，肺の含気が増えることによって過膨張な状態になるため，肺の容積にも着目する必要がある[2]．

　股関節・大腿骨についての設問は，大腿骨骨幹部骨折，変形性股関節症による人工股関節置換術と大腿骨頸部骨折に関するものあり，いずれも正面像のX線画像が使われている．同じく，膝関節では側面像を用いたオスグッド・シュラッター病，肩関節では正面像を用いた肩関節周囲炎，肘関節では正面像と側面像を用いた肘頭骨折，そして手指では正面像を用いた中手骨骨折とリウマチによる手指変形に関する設問がある．

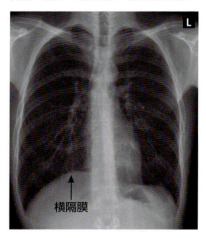

図1-1-7
胸部（肺）X線画像　肺過膨張像

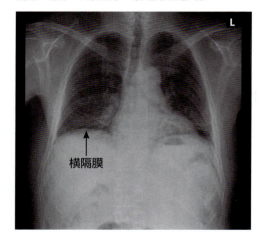

図1-1-8
胸部（肺）X線画像　肺容積減少像

　関節のX線画像を診るポイントは，上肢，下肢ともに関節の適合性，関節裂隙の開大または狭小化，骨構造の変化，関節の変形（骨棘形成，骨破壊など）である[3]（図1-1-9）．これに加えて，正面像などで左右両側の関節画像が得られる症例では，左右の比較をすることも重要である．膝関節では，側面像は膝を屈曲した肢位で撮影されることが多い．また，膝関節のX線画像では，内・外側半月板と前・後十字靱帯は写らない[3]（図1-1-9）．股関節，膝関節など荷重関節のX線画像を診るときには，体重負荷に関係したバイオメカニクスの知識を併せ持つことが望ましい[3]．肩関節のX線画像を診るためには，肩関節周囲の骨格構造は大変複雑なことから，当該部位の解剖学的知識が不可欠となる[3]．肘関節では，前述した下肢関節のX線画像を診るときのポイントに加えて，上腕と前腕のなす角度（外反肘と内反肘）を確認する必要がある[3]．

図1-1-9　変形性膝関節症X線画像

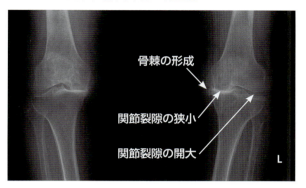

II CT画像とMRI画像

1 CT画像とその撮像原理

　CTはComputed tomographyの略で、X線を用いて被写体を外部から観測したデータを用いて断層画像を作り出すものである[4]。X線源と検出器を対象者の周りを1回転させる（スキャンする）ことによって、多方向からの投影データが集められる[4]（図1-2-1）。そして、集められた投影データから断層像を計算式で求める[4]。CT画像は後述するMRI画像の水平断と同じように、画像の右側が左で、左側が右である。これは、水平断の画像を足部のほうから見上げた状態であると思えばわかりやすいであろう。

　CT画像の白い部分は高吸収域（放射線を透過しにくい）、黒い部分が低吸収域（放射線を透過しやすい）である。高吸収域の代表的なものは骨や脳出血部位（図1-2-2）である。一方、低吸収域のそれは脳脊髄液と梗塞部位である。ただし、発症直後の脳梗塞はCT画像には現れない。CT画像では、アーチファクトといわれる画像上には存在しない偽像（虚像）が発生することがある。これは、装置の異常、スキャン状況、撮影条件などの要因によって発生する[5]。具体例としては、骨やクリップなどによるアーチファクトがある（図1-2-3）。

　以前のCT画像は体軸断面の描出がほとんどであったが、近年は多断面再構成像と3D画像の描出が行われている。

図1-2-1　CT画像撮像概念図

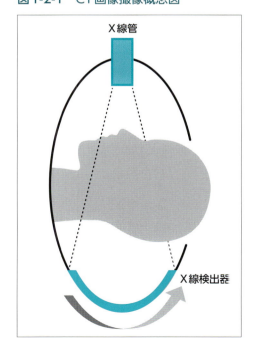

図 1-2-2　頭部CT画像代表例

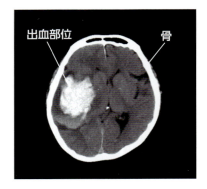

図 1-2-3　CT画像アーチファクト

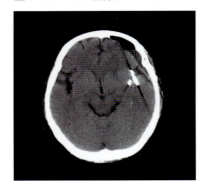

2 MRI画像とその撮像原理

　MRIはMagnetic resonance imagingの略であり，MRI装置は生体における分子構造の磁気特性を断層像として捉える装置である[6]．具体的には，水素原子核（プロトン）の状態を調べることによって生体の状態を知るものである．プロトンは水（H_2O）に必ず含まれており，プロトンの核磁気共鳴状態（強い磁場の中で生体に電波を照射したときのプロトンの共振状態）を調べることによって病態部位の抽出が可能となる[7]．すなわち，MRIは体内のプロトンの空間分布の状態を画像化する手法である[7]．プロトンの密度は脂肪組織において最も高く，次いで組織間液，血液，脳脊髄液の順である．硬い組織や空気におけるプロトンの密度は低く，MRIの画像では，白い部分は高信号域，黒い部分は低信号域といわれている．撮像時には，撮像する部位にコイルを取り付ける必要がある．

　MRI画像はCT画像と同様に水平断に加えて，矢状断，前額断の多方向の断層像が得られる（図1-2-4）．加えて，T1強調画像（T1 weighted image：T1WI），T2強調画像（T2 weighted image：T2WI），FLAIR画像（Fluid attenuated inversion recovery，水抑制画像），DWI画像（Diffusion weighted image，拡散強調画像）などの描出法があり，収集したい情報によってそれぞれの描出法を選択する．また，脳の画像は，拡散強調MRIデータに基づき，神経線維束を3次元空間の中で再構築し，映し出すことが可能なトラクトグラフィーと称する手法もある．

図 1-2-4　MRI画像　水平断、矢状断、前額断

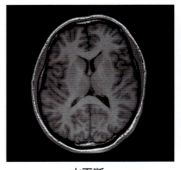
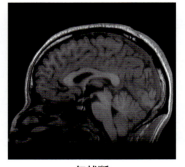
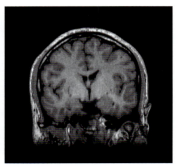

水平断　　　　　矢状断　　　　　前額断

❶ T1 強調画像

　画像（図1-2-5）はCT画像に似ているが解像度が高く，灰白質よりも白質のほうが高信号（白色）になる[8]．脳脊髄液は低信号（黒色），脳実質は等信号（灰色）であり，これらの間のコントラストが大きいので，脳溝の同定が容易になる．CT画像と同様に脳梗塞は低信号（黒色），脳出血は高信号（白色）になる．骨格筋の形態評価においてもこのT1強調画像が用いられており，主に筋横断面積，筋体積，筋モーメントアーム長の評価に用いられる[9]．大腿部の横断面像を図1-2-6に示す．

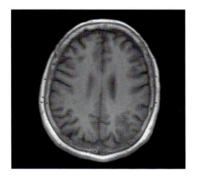

図1-2-5
MRI画像　頭部T1強調像水平断画像

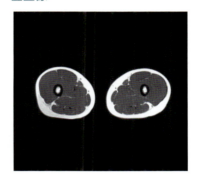

図1-2-6
MRI画像　大腿部T1強調像断面画像

❷ T2 強調画像

　画像（図1-2-7）は白質よりも灰白質のほうが高信号（白色）になり[8]，脳脊髄液と関節の滑液が高信号になる．また，多くの病変を高信号域として描出でき，脳梗塞巣も高信号域として描出される[8]．一方，このT2強調画像は，骨格筋の機能評価にも用いられている[10]．運動や疾患などによって筋実質部位に水分が集積すると，その部分は高信号となるので，T2強調画像は運動後の筋の活動状態の把握と筋の損傷（炎症）状態の評価に利用されている[10]．しかし，運動後の状態を捉えるためにはいくつかの課題（限界）がある[10]．例えば，運動によって筋の高信号像を得るためには，高強度での運動を負荷する必要があること，筋の水分集積状況は運動後30分程度で運動前の状態に戻ることや運動中の画像が得られないことなどである．

図1-2-7
MRI画像　頭部T2強調像水平断画像

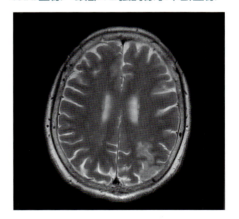

❸水抑制（FLAIR）画像

画像（図1-2-8）は，脳脊髄液などの自由水の信号を抑制する撮像法である．よって，脳脊髄液からの信号が無信号であるため，脳室近傍や脳表など脳脊髄液に接した病変の検出，特に脳脊髄液と梗塞巣の鑑別に優れている[8]．新鮮な脳梗塞巣は高信号，陳旧性の脳梗塞巣は低信号で描出されるため，梗塞巣の新旧の鑑別に重要である[8]．

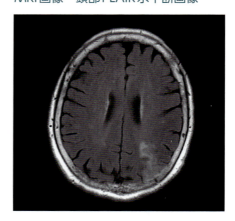

図1-2-8
MRI画像　頭部FLAIR水平断画像

❹拡散強調（DWI）画像

画像（図1-2-9）は，水分子のランダムな動きである拡散の相違を反映した画像であり，発症直後の脳梗塞などは高信号域として描出される[8]．

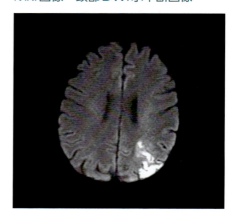

図1-2-9
MRI画像　頭部DWI水平断画像

3 CT画像とMRI画像の診かた

❶画像の基準線

ここでは，脳画像において比較的多く用いられている頭部の横断画像を用いてCT画像とMRI画像の診かたについて記述する．まず，大事なことは，CT画像とMRI画像のそれぞれにおいて横断像を撮像する際の基準線が異なることである．CT画像では眼窩中心と外耳孔中心を結ぶ眼窩外耳孔線（Orbitomeatal base line：OM Line）が基準として用いられている（図1-2-10）．これは，脳の横断面の前後径を大きくすることができるため，病変を捉えやすいメリットがある．このOM Lineを基準にして5mm間隔で断層撮像を行う．一方，MRI画像では前交連と後交連を結ぶ前交連・後交連線（Anterior commissure-posterior commissure line：AC-PC Line），あるいは鼻根部と橋延髄移行部を結ぶ線が基準とされている（図1-2-10）．後者の鼻根部と橋延髄移行部を結ぶ線は，CTのOM Lineとの角度差が小さく，CT画像との比較がしやす

い．ただし，MRI画像において基準となる線は，医療機関によって異なることがある．そのため，担当症例の脳画像を診る際には，横断画像撮像部位を示している側面像（プラン画像）**（図1-2-11）**に準じて基準線を確認する必要がある．いずれにせよ，MRI画像では，基準線から5mm間隔で撮像される．ここに同一被験者の頭部のCT画像とMRI画像を示す**（図1-2-12）**．CT画像はOM Lineを基準に，MRI画像はAC-PC Lineを基準にそれぞれ撮像されている．そのため，撮像されているさまざまな脳部位について両方の画像を比較すると，形状が一致していないことが確認できる．

図1-2-10　OM LineとAC-PC Line

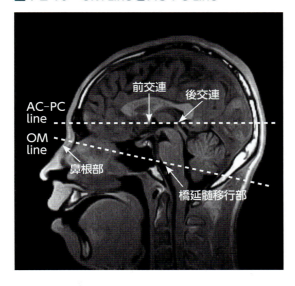

図1-2-11　プラン画像

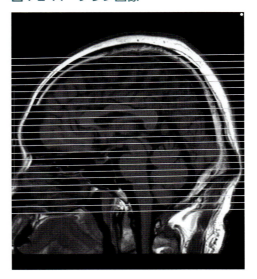

図1-2-12　頭部CT画像とMRI画像の比較

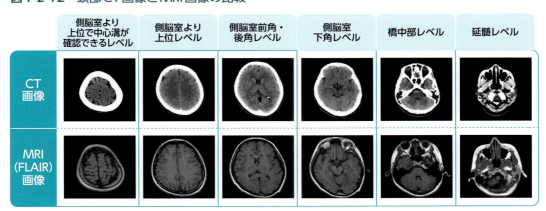

❷画像を診るポイント

　実際に脳画像を診る際のポイントを挙げる．まずは，前述した基準線によって撮像された各断面像において形状と色調の左右差の有無を確認する．形状の左右差を確認することの意義は，単純X線画像の診かたとも共通している．形状の左右差が認められる脳画像では，脳内出血や脳浮腫などの脳圧の左右差が生じる疾患を発症している可能性が高い．また，色調については，前述したようにCT画像であれば脳出血部位は高吸収域として白く，梗塞部位は低吸収域として黒く描出される．一方，MRI画像では，脳梗塞部位はFLAIRでは白く描出される．

　次に，頭部画像の中でも確認する機会が比較的多いと思われる側脳室前角－側脳室後角レベルの画像について，模式図 **(図1-2-13)** を用いて概説する．このレベルでは，視床，尾状核，淡蒼球，被殻，内包が確認できる．このうち，尾状核，淡蒼球，被殻はあわせて大脳基底核と称されている．このレベルにおいて症例数の多いのが，被殻出血，内包出血，視床出血である．これらの症例では，当該箇所の出血による機能低下はもちろんのこと，出血による血腫が隣接・周辺部位を圧迫することもあり，この圧迫を受けた部位の機能低下が生じることも多い．上述した出血による症状を考える前に，被殻，内包，視床の機能について記述する．

図1-2-13　側脳室前角－側脳室後角レベルの画像の模式図

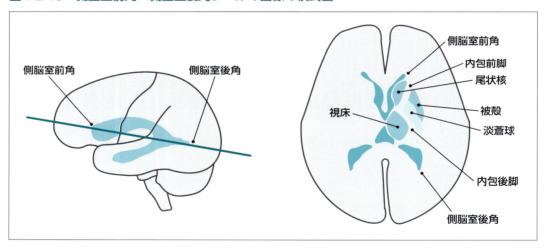

　被殻は尾状核とともに線条体を構成している．被殻は運動機能にかかわる皮質領野からの入力を受ける[11]．一方，尾状核は連合野と前頭眼野からの入力を受ける[11]．よって，被殻は運動機能に関係し，尾状核は複雑な認知機能と眼球運動に関与する[11]．内包は前脚，膝部，後脚からなり，特に後脚は一次運動野から全身へと続く運動神経の経路（外側皮質脊髄路）が通るので，四肢の運動と関係が非常に強い部位である[11]．視床は核の集合体であり，それぞれの核は異なる感覚系からの入力を受け，大脳皮質の異なる部位に投射している[11]．

　以上のことから，被殻出血では血腫が内包を圧迫することが少なくないことから，被殻の機能，内包の機能から考えると，運動機能への影響が大きいといえる．また，血腫の影響が側頭葉まで及んだ際には部位によって重度の麻痺，感覚機能低下，意識低下，失語などの症状が認められる．内包出血では運動麻痺が認められる症例が多く，血腫の影響が視床に及んだ際には感覚機能低下

第1章　PT・OTに診てほしい，画像の知識とポイント

も認められる．視床出血では感覚機能低下と血腫の影響が内包に及んだ症例では運動機能低下も認められる．

　被殻出血と視床出血についての画像所見の分類には，脳卒中外科研究会によるCT分類[12)・3)]が用いられることがある．これは，被殻出血と視床出血のそれぞれについて，出血部位とその程度や脳室穿破の有無によって機能回復の予後を予測するものである．

④ CT画像とMRI画像の国家試験出題傾向

　過去10年間ほどCT画像とMRI画像を提示して出題された国家試験の設問を**表1-2-1**にまとめた．CT画像が用いられたものは16題あり，そのほとんどは頭部CT画像が提示されたものであった．このうち，80%弱が脳出血や血腫に関する設問で，それらの病巣部位と症状の関係を問うものが多かった．一方，MRI画像が提示されたものは24題であった．24題のうち，10題以上は頭部の画像に関するものであった．頭部の画像に関する設問のうち，FLAIR画像が提示されたものが最も多く，T1強調画像とT2強調画像に関するものがこれに続いた．これらの頭部画像を提示して出題された疾患では，脳梗塞が最も多く，他に脳室拡大，脳萎縮，腫瘍，脱髄疾患などがあった．これらの設問もCT画像の設問と同様に病巣部位と症状との関係を問うものが多かった．残りの10題弱は，脊椎，膝関節など運動器に関する設問であり，ほとんどが画像所見と臨床症状の関係を問うものであった．

　CT画像，MRI画像ともに頭部画像の出題に対しては，脳の解剖と機能局在の知識，すなわち部位とその働きに関する知識が必要になる．MRI画像による運動器疾患の設問に対しては，運動器疾患の画像所見に関する知識と疾患の臨床症状との関係性についての知識が必要になる．

表1-2-1　過去10年間で国家試験に出題されたCT画像・MRI画像

画像の種類	出題数	出題された部位	出題された疾患
CT画像	16題	ほとんどが頭部の疾患	約8割弱が脳出血や脳内血腫に関する設問
MRI画像	24題	約6割が頭部疾患	FLAIR画像を用いた脳梗塞に関する設問が多い
		約4割が運動器疾患	脊椎、下肢関節についての設問が多い

11

Ⅲ 超音波画像

1 超音波画像とその撮像原理

　超音波とは人が聞き取ることのできる音の範囲（可聴範囲：20～20,000Hz（20kHz））よりも周波数が高く，人の耳で聞き取ることのできない音である．超音波検査で使用される超音波の周波数は，3MHzから14MHzであり，周波数が比較的低いものは深部の検査に用いられ，高いものは比較的浅い部分の検査に用いられる．超音波画像は，プローブ（探触子）から送られて対象物に反射してきた超音波を可視化したものである．上述した周波数帯域にある医療用の超音波は，水の透過性が最もよい．このように透過性がよい部位は反射しないので，画像では黒く表示される．一方，反射の強い部位は白く表示される．

　運動器疾患などの超音波画像においては，主にBモードの表示方法が用いられる．これは，エコーの強さを明るさの強弱に変換し，プローブからの距離に応じた位置に反射強度が強いほど輝点を明るく表示する方法である．BモードのBはbrightness（輝度）の頭文字である．

　前述したプローブは，超音波の発信（発振）と受信（受振）を兼ねるもので，超音波画像の撮像に必要不可欠なものであり，1枚の断層像を得るためには超音波の発振をその位置あるいは方向を変えながら繰り返している．発振のための走査方法にはリニア走査，セクタ走査，アーク走査，オフセットセクタ走査などがある[14]．医療画像の断面用のプローブは，これらの走査方法の違いによって，リニア型，コンベックス型，セクタ型，シングル型など使い分けられている．ここでは，シングル型を除く3つのプローブについて簡単に説明する．

❶リニア型プローブ

　接触表面付近の視野幅を大きく取ることが可能であり，運動器の撮像に多く用いられている（図1-3-1）．得られる画像は四角であり，プローブの幅が画像上の幅として映される．そして，画面上の縦方向が深さに相当する．画面上の一番上の部分が，プローブが接している皮膚である．

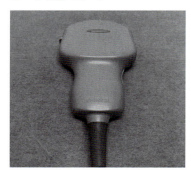

図1-3-1
リニア型プローブ

第1章 PT・OTに診てほしい，画像の知識とポイント

❷ コンベックス型プローブ

接触表面付近の視野は狭いが，超音波を広角に発振するので，深部になるほど広角での観察が可能になる（図1-3-2）．腹部や臓器内の撮像に用いられている．

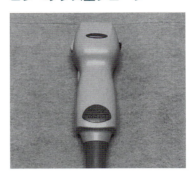

図1-3-2
コンベックス型プローブ

❸ セクタ型プローブ

接触表面付近の視野はコンベックス型よりも狭いが，超音波を広角に発振して扇形の画像になる（図1-3-3）．そのため，深部になるほど広角での観察が可能になる．心臓などの撮像に用いられている．

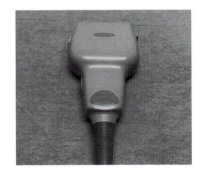

図1-3-3
セクタ型プローブ

❷ 実際の超音波画像とプローブの取り扱い方法

理学療法士・作業療法士にも超音波画像の撮像は可能であり，最近では小型化が進み100万円を切る価格で，ポケットタイプ（モニターの大きさはスマートフォンとほぼ同じ大きさ）の超音波撮像装置が市販されている．このように機材が手軽に活用できるため，必要に応じて撮像できるようになってきた．ここでは，運動器の撮像に多く用いられているBモードのリニア型プローブで筋厚測定を目的に撮像した下腿三頭筋の画像と，撮像時のプローブの取り扱いについて説明する．

筋厚を測定するときに大事なポイントとして重力の方向がある．筋が弛緩している際には，筋厚に対する重力の影響が特に大きくなる．そのため，対象筋の筋厚を測定する方向を可能な限り重力方向と直交させることが必要になる．下腿三頭筋の筋厚測定においては，可能であれば椅子座位を保持して，下腿長軸を垂直にする（図1-3-4）．測定肢位を決めたら，プローブを当てる部位を定める．下腿周径が最も大きい部位での腓腹筋内側頭とヒラメ筋の筋厚値は，それぞれ最大筋厚値と有意差が認められないことが明らかとなっている[15]．よって，経過を追うことも見据えて，客観的に定めることができる下腿周径最大部位での腓腹筋内側頭中央部を筋厚測定部位と定める（図1-3-5）．

13

次にプローブの当て方を説明する．プローブは皮膚を強く圧迫しないように，皮膚に対して直角に軽く当てる（図1-3-5）．このとき，プローブには方向がある（側面に凸印がついている）（図1-3-6）ので，この印のついたほうが上面になるようにプローブを下腿後面に当てる．このようにして得られた超音波画像を図1-3-7に示す．腓腹筋内側頭とヒラメ筋の筋膜が平行になっており，これらの筋膜間が筋厚として測定される．

図1-3-4　超音波撮像風景

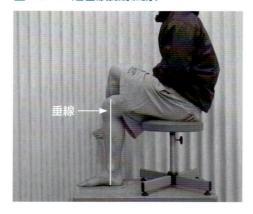

図1-3-5　腓腹筋内側頭中央部が筋厚測定部位

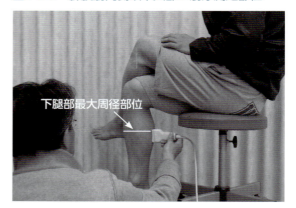

図1-3-6　超音波リニア型プローブの凸印

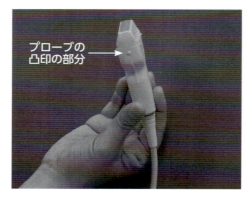

図1-3-7　超音波　下腿三頭筋撮像図

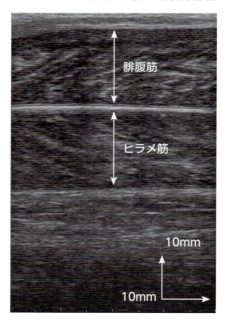

謝辞

本稿を終えるにあたり，資料，写真などを快く提供いただいた金沢大学医薬保健研究域保健学系医療科学領域量子医療技術学講座の宮地利明教授ならびに大野直樹助教に感謝の意を表したい．

参考文献

1) 一般社団法人日本画像医療システム工業会：日本画像医療システム工業会X線装置年表．http://www.jira-net.or.jp/vm/various.html（2019年9月6日閲覧）
2) 久保　武：わかりやすい胸部画像診断－胸部X線をどうみるか－．日本呼吸ケア・リハビリテーション学会誌 25：180-185，2015
3) 大田仁史：骨・関節X線像の読み方．医歯薬出版，1999
4) 森　一生：CTの概要．森一生，他（編），CTとMRI．コロナ社，2010，pp1-4
5) 山口　功，他：断層撮影へのアプローチ（CTの原理と特徴）．遠藤啓吾，他（編），図解診療放射線実践ガイド 第3版．文光堂，2014，pp35-44
6) 宮地利明：断層撮影へのアプローチ（MRの原理と特徴）．遠藤啓吾，他（編），図解診療放射線実践ガイド 第3版．文光堂，2014，pp45-58
7) 西山秀昌：15分で分かる（？）MRI　古典力学的説明　MRI原理へのいざない Part1　1個のプロトンから15分単位で理解できる（？）基本的な信号強度　Part 1　プロトン密度，T1，T2と信号強度．http://www5.dent.niigata-u.ac.jp/~nisiyama/MRI-15-min.pdf（2019年9月6日閲覧）
8) 内田幸司，他：脳のMRI撮像．遠藤啓吾，他（編），図解診療放射線実践ガイド 第3版．文光堂，2014，pp345-362
9) 杉崎範英：T1強調画像がもたらす情報－形態評価を中心に－．Innervision 27：7-10，2012
10) 柳澤　修：T2強調画像がもたらす情報－機能評価を中心に－．Innervision 27：11-14，2012
11) Steward O：Functional Neuroscience．Springer，1999，pp25-49，257-271，273-287
12) 金谷春之，他：高血圧性脳出血における新しいneurological grading およびCTによる血腫分類とその予後について．高血圧性脳出血の外科Ⅲ．第7回脳卒中の外科研究会，ニューロン社，1978，pp265-270
13) 後藤文男，他：脳血管障害の治療と予後に関する多施設共同研究第2報　視床出血．脳卒中 14：72-78，1992
14) 日本臨床衛生検査技師会：超音波検査技術教本．じほう，2015，pp2-12
15) Fujiwara K，et al.：Changes in muscle thickness of gastrocnemius and soleus associated with age and sex．Aging Clin Exp Res 22：24-30，2010

第2章

画像情報と
ケーススタディ

　本章は疾患別（運動器系疾患，神経系疾患および内部疾患）に分けられており，症例ごとに当該疾患の一般的な症状の説明に続いて，当該症例の画像所見と理学療法，作業療法の介入について担当医と担当セラピストが解説する．そして，これらの症例においては，可能な限り長期間の経過を追跡した．

I 運動器系疾患

1 上腕骨近位端骨折

❖ 症例紹介

性　別：女性
年　齢：60歳代
職　業：主婦
社会的背景：夫（同居），子2人（別居），無職
経過の概要：歩行中に足を滑らせ転倒し，地面に右肩を強打して受傷した．前医にて上腕骨近位部骨折を指摘され，発症から4日目に手術目的でA病院へ入院となった．単純X線・CT検査にてNeer分類の2-part骨折と診断された．発症から7日目にプレートを用いた骨接合術が施行された（X日とする）．X＋2日目に，術後の理学療法および作業療法を目的にM病院に転院した．単純X線像で骨癒合の経過を把握しながら，理学療法・作業療法が実施された結果，日常生活活動に支障がないと判断されたため，およそ2か月間の入院の後，自宅へ退院した．退院後は，右上肢の筋力を改善させるために，週2～3回の頻度で外来での理学療法・作業療法が実施された．

❖ 疾患の病態

　上腕骨近位部骨折は全骨折の5％で，上腕骨骨折の45％を占めるといわれており[1]，転倒時の介達外力による骨折と，交通事故などで直接強打した直達外力による骨折に大きく分けられる．上腕骨近位部骨折は，脊椎圧迫骨折，大腿骨近位部骨折，橈骨遠位端骨折と同様に，高齢の女性が骨粗鬆症に起因して発症することが多い．
　Codmanは上腕骨近位部を旧骨端線に従って4つのセグメント（上腕骨骨頭，大結節，小結節，および骨幹部）に分類した[2]．これらの骨片の骨折型によって分類されるNeer分類が広く用いられている[3]．セグメント間に1cm以上の解離がある場合と45°以上の角度変形を生じた場合に転位ありとし，転位した骨片の数により，2-part骨折，3-part骨折，4-part骨折に分類される．各骨片の転位方向は，筋腱の付着部位と作用に左右される．上腕骨頭は前後の回旋動脈によって栄養されており，解剖頸骨折や4-part骨折は血行循環の低下によって骨頭壊死に陥ることがある．
　X線撮影は外傷基本撮影（Trauma series）と称される3方向の単純X線撮影（外旋位と内旋位の正面像，スカプラY像）で行われる．多骨片骨折を詳細に評価するには3D-CT撮影が有用であり，転位のない大結節骨折や骨挫傷の評価にはMRIが有用である．

❖ 治　療

　治療方針は骨折分類，骨折部の安定性，全身状態，骨質，患者の年齢・活動度，早期社会復帰の希望などによって決定される．転位のない骨折や，転位があっても徒手的整復により骨性接触が得られる比較的安定性の高い骨折では，保存療法が選択される．多骨片骨折や安定性が不十分な骨折では，手術療法が適応となる．外科頸骨折を含んだ骨折では，プレート固定や髄内釘固定

が選択される．4-part骨折や解剖頸骨折を伴った骨折では，骨頭への血流不全による骨頭壊死をきたすことがあり，人工骨頭置換術が選択されることもある．

❖ 画像を診るポイント

初診時X線画像所見

単純X線像（図2-1-1）およびCT画像（図2-1-2）でNeer分類の2-part骨折が認められた．単純X線像では上腕骨骨頭の内反・後捻転位が認められた．下垂位内旋位および外旋位での単純X線像では，近位骨片と遠位骨片の連続性はなく，骨折部は不安定性あると考えられた．CT像では頸部内側皮質の骨片が認められたが，明らかな大結節・小結節（腱板付着部）の骨折は認められなかった．

図2-1-1 初診時単純X線画像

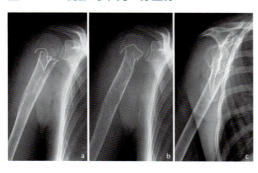

図2-1-2 初診時CT画像

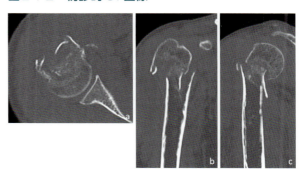

手術直後X線画像所見

発症から7日目に，三角筋と大胸筋の筋間から侵入するDelto-pectoralアプローチで骨折部を展開し，整復した後，プレートによる固定が行われた（図2-1-3）．手術中の固定性は良好であった．

図2-1-3 手術直後単純X線画像

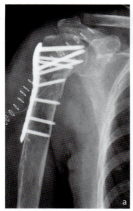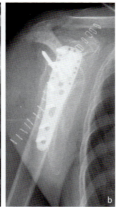

術後経時的単純X線画像

手術中の固定性と整復位が良好であったことから，手術後早期の肩関節可動域運動が可能であると判断し，術後3日目より振り子運動による可動域運動を開始した **(図2-1-4)**．

図2-1-4　術後経時的単純X線画像

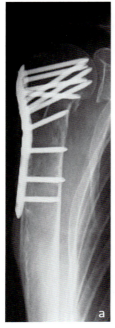 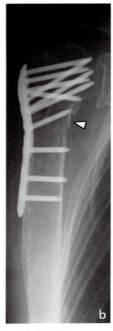 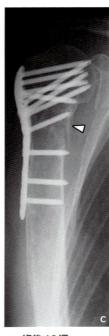 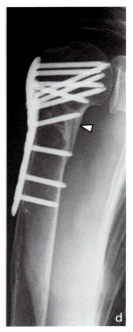

a　術後2週
術直後のX線画像と比較して骨折部の転位はない．

b　術後6週
仮骨形成が認められる（矢印先）．

c　術後12週
仮骨の連続性が認められる（矢印先）．

d　術後1年
骨癒合が認められる（矢印先）．

❖ 予後予測

本症例は右乳がん術後1か月の時点で右上腕骨近位部骨折を受傷している．乳がん術後には術後疼痛による肩関節の不動により，頻繁に拘縮肩が発生しやすいことが指摘されている[4]．そのため，本症例は上腕骨骨折術後に拘縮の発生が強く危惧された．右乳がん術後および上腕骨近位部骨折術後の両方の状態を考慮した理学療法および作業療法を実施したことにより，若干の可動域制限は認められるが，日常生活は支障なく行うことが可能である．

第2章　画像情報とケーススタディ

術後理学療法初診時（X＋2日目）

PT　理学療法経過

評　価

　理学療法評価時に右肩関節は三角巾で支えられており，右肩関節から手部にかけて腫脹・浮腫と術創部中心に熱感が認められたが，安静時痛はなかった．右肩関節から手関節にかけて夜間痛，右肘関節伸展時に運動時痛を生じ，これらの疼痛は内服薬，座薬にて管理されていた．右大胸筋および上腕二頭筋の過緊張を認めた．関節可動域（Range of motion：ROM）は肘関節の伸展が－20°であり，食事・整髪などの利き手による日常生活活動（Activities of daily living：ADL）は左上肢で代償していた．

　個人因子として，今回の受傷の約1か月前に右側乳がんの手術（リンパ腺を一つ除去）の既往があり，ROM改善（肩関節屈曲90°，外転90°の獲得）を目的に外来通院にて週2回の理学療法が継続されていた．受傷前の身体機能およびADLは以下の通りであった．右肩関節の運動時痛，ROM制限，大胸筋の短縮を認めた．ADLは自立していたが，洗髪および整容は左上肢によって代償していた．家事全般を担っていたが，易疲労性を認めた．外出には車を使用していた．

課　題

　心身機能・身体構造は術創部を中心とした上腕の熱感・疼痛（夜間痛），左肩関節から手部にかけての腫脹・浮腫，肘関節の運動時痛，肩関節・肘関節のROM制限とした．活動は，ADL能力低下とした．

目　標

　短期目標：術創部周囲の熱感・腫脹の改善，循環不全に伴う前腕・手指の浮腫の改善，夜間痛の緩和，肘関節伸展制限の改善．
　長期目標：ADL能力向上．

プログラム

　患部の冷却指導，ROM運動（肘関節・手関節・手指の自動介助運動），振り子運動とした．振り子運動時には，関節面を過度に離開しないよう上腕部を把持し，疼痛を管理しながら実施した．また，肩甲骨の上方回旋が著明に起こるため，徒手にて制御しながら実施した．

臨床判断・経過

　骨折部の固定性が良好であり（図2-1-3），担当医から早期のROM運動についての処方を受け，振り子運動をX＋3日目より開始した．また，右上肢の循環不全と患部の炎症の改善に努めた．

1-上腕骨近位端骨折

術後作業療法初診時（X＋4日目）

OT 作業療法経過

評　価

　右肩関節部の激しい疼痛のため，右肩関節のROMが過度に制限されていた．そのため，右上肢を使う頻度が低く，ADLにおいては，食事，整容，排泄などを含む多くの動作を左上肢で行っていた．更衣動作や入浴動作においては，背部や頭部まで右上肢を動かすことが困難であったため介助を必要とした．

　病前は専業主婦であったが，今回の受傷の約1か月前に右側乳がんの手術の既往があり，ADLは自立していたが，洗髪，整容動作は左上肢を使用していた．認知機能は正常で，自動車の運転は可能であった．

課　題

　心身機能・身体機能構造は疼痛による右上肢のROM制限とした．活動はADL低下，社会参加制約とした．

目　標

　短期目標：疼痛軽減，ROM改善，右上肢にて食事摂取動作の自立．
　長期目標：洗顔や更衣動作でのADL自立と社会参加の支援．

プログラム

　右肩関節を中心とした肩甲帯のリラクセーション，自動運動や他動運動における肩甲帯の各方向へのROM運動，頭部や顔面，左肩までの身体内へのリーチや輪（輪投げ用）などを用いた身体外へのリーチ動作練習，食事動作や整容動作にて右上肢の使用を目的とする動作指導とした．

臨床判断・経過

　食事動作では右手でスプーンを使用して自己摂取が可能となった．スプーンを口元まで近づけることは可能であったが，頸部を前屈させ口元にスプーンを近づけて代償動作でリーチを補っていた．しかし，整髪は左上肢で行い，洗顔は右手が顔面まで届かず左上肢で行っていた．

▶ 連携のポイント

　右肩関節ROMの改善が遅いため，課題や治療内容などを理学療法士と相談しながら治療プログラムを進めた．

X＋2週目

PT 理学療法経過 ／ OT 作業療法経過

評　価

理学療法経過

　右肩関節から上腕にかけて夜間痛と運動時痛が認められたが，初期評価時に比べ改善し，内服薬のみで管理されていた．患部の腫脹・浮腫・熱感は，術後と比べると軽減していた．ROMは肩関節の屈曲が70°（他動），外転が45°（他動），外旋が0°（他動），肘関節の伸展が0°（自動）であった．右肩甲骨は外転し，上腕骨頭は前内側への偏移が認められた（図2-1-5）．右側の肩甲上腕リズムに異常および屈曲・外転運動ともに肩関節の動きが小さな段階から肩甲骨の上方回旋が認められた．右大胸筋，小円筋，大円筋，胸鎖乳突筋に過緊張が認められたが，前開き上衣の更衣動作は自立していた．食事動作は右上肢にてスプーンを使用していた．

作業療法経過

　右肩関節の運動痛は改善が認められた．ROMは肩関節の屈曲が70°，外転が45°，外旋が0°（すべて他動），肘関節の進展が0°（自動）であった．ADLでは右手でスプーンを使用して自力で食事摂取が可能であった．洗顔は右手掌や頬に接触させることは可能であったが，頸部も前屈させ接触面を増やして両手を使用して洗顔していた．

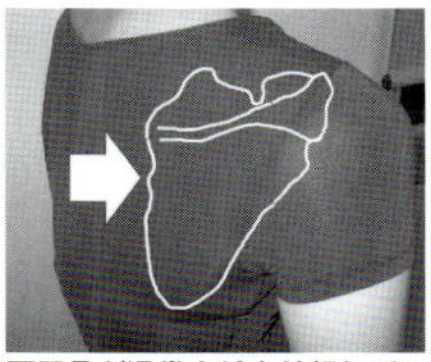

図2-1-5
本症例の肩甲骨アライメントの模式図．肩甲骨（白線）が通常よりも外転し，肩関節が前方に突出している．

肩甲骨が通常よりも外転している

課　題

理学療法経過

　心身機能・身体構造は術創部周囲の熱感，肩関節の運動時痛，末梢循環不全に伴う前腕部の浮腫，肩関節のROM制限，肩甲帯のアライメント不良，肩甲上腕リズムの異常とした．活動はADL能力低下とした．

作業療法経過

　心身機能・身体構造は右肩関節のROM制限，活動はADL低下，社会参加制約とした．

目　標

理学療法経過

　短期目標：創部周囲の疼痛緩和・腫脹改善，肩関節の屈曲・外転・外旋ROM改善．
　長期目標：家事動作や車のハンドル操作を含むADL能力向上．

作業療法経過

　短期目標：右肩関節の自動でのROM改善，入院生活の自立．
　長期目標：掃除，洗濯，料理など家事動作の再獲得．

プログラム

理学療法経過

　患部の冷却の継続を指導し，肩関節の自動介助運動でのROM運動，肩甲帯の自動介助運動・腱板筋の促通，大胸筋や小円筋・大円筋のストレッチングとした．

作業療法経過

　右肩関節を中心とした肩甲帯の自動・他動運動における各方向へのROM運動，左上肢を机などで支持し体幹を前傾させて身体全体を動かすことにより，右上肢を前後・左右へ揺らす振り子運動，輪やお手玉を使用したリーチ動作練習，タオルを用いた机上の拭き取り動作（ワイピング）練習とした．

臨床判断・経過

骨折部の明らかな転位は認められず（図2-1-4a），自動介助運動でのROM運動を開始した．また，肩甲帯のアライメント不良，肩関節前面の筋の過緊張，肩甲上腕リズムの異常による肩甲骨周囲筋の筋力低下が疑われた．そこで，肩甲帯の運動，腱板筋を含む肩関節周囲筋の筋力増強運動を低負荷から開始した．また，大胸筋の過緊張には乳がんの手術既往による筋短縮が影響したことが考えられ，愛護的なストレッチを開始した．

右肩関節の疼痛の緩和やROMの改善に伴い，日常生活において右上肢を使用する頻度が徐々に増加した．認知機能は正常であったため，入院生活の状況を聴取し，その状況に対して動作指導することでADL能力が改善し，入浴以外のADL動作は自立していた．

▶ 連携のポイント

右上肢機能が徐々に改善してきたため，作業療法士の指導の下，ADL練習を開始した．

前方リーチの際，体幹による右肩関節の代償運動が出現したこと，ADL能力の改善は認められたが悲観的な言動が多いことなどに対して，治療方法や対応方法などについて理学療法士と十分に相談した．

X＋6週目

PT 理学療法経過　　OT 作業療法経過

評　価

右肩関節の運動時痛があり，内服薬にて管理されていた．ROMは，右肩関節の屈曲が他動で90°，自動で80°，同じく外転が他動で80°，自動で50°であり，外旋が他動で10°であった．右肩甲帯のアライメント不良は残存していた．肩関節の屈曲・外転ともに肩甲骨の上方回旋と肩甲帯の挙上による代償運動を認めた．肩関節周囲筋の過緊張があったが，食事動作は箸使用にて自立していた．目線までの高さであれば両手動作が可能であり，炊事動作は模擬動作にて可能と評価された．しかし，耐久性は低下しており，易疲労性を認めた．また，退院後に必要となる車のハンドル操作は困難であった．

右肩関節の動作時痛は軽減した．右肩関節のROMは屈曲・外転は約60°（自動），外旋は0°（自動）であった．
ADLでは入浴後の頭髪用ドライヤーの使用には介助を必要としたが，他のADL動作はすべて自立していた．しかし，家事動作は困難であり，退院後に必要となる自動車のハンドル操作も困難であり，退院への意欲も低かった．

課　題

心身機能・身体構造は，肩関節の運動時痛，

心身機能は右肩関節の屈曲，外転，外旋の

肩関節の屈曲・外転・外旋ROM制限，肩甲帯のアライメント不良，肩甲上腕リズムの異常や肩甲帯の代償運動，僧帽筋上部線維や胸鎖乳突筋の過緊張，腱板筋・三角筋などの肩関節周囲筋の筋力低下とした．活動は，ADL能力低下，家事動作困難，自動車の運転困難とした．社会参加は，通院困難，家庭での役割（主婦業）の遂行困難とした．

ROM制限とした．活動は料理，洗濯，掃除などの家事動作，自動車の運転困難とした．社会参加は家庭の主婦業の遂行困難とした．

目　標

短期目標：肩関節のROM改善，腱板筋を含む肩関節周囲筋の筋力増強，大胸筋の筋緊張緩和．

長期目標：ADL能力向上および主婦業復帰．

短期目標：右上肢で包丁を持ち野菜の皮を剥く，箸を操作する，両手で鍋を操作するなどの料理動作や洗濯物を干す，掃除機を使用するなどの家事動作の獲得．

長期目標：料理動作，家事動作における持久性の獲得，自動車のハンドル操作を再獲得し退院に向けて自信を回復する．

プログラム

肩関節のROM運動，腱板筋を含む肩関節周囲筋の筋力増強運動，大胸筋のストレッチング，輪入れ動作を用いた左右・前方へのリーチ練習，滑車を用いた肩関節屈曲自主運動の指導とした．

料理，洗濯，掃除などの家事動作練習（Instrumental activities of daily living：IADL〈手段的日常生活動作〉），病院駐車場で停車した自動車のハンドル操作やウィンカー練習とした．

臨床判断・経過

疼痛は徐々に緩和し，右肩関節のROM改善が認められたが，腱板筋を含む肩関節周囲筋の筋力低下によって，他動運動に比べ自動運動での制限が残存していた．また，仮骨形成が認められ（図2-1-4b），骨折部の安定性が得られてきていると判断し，積極的な筋力増強運動を開始し，自主運動も指導した．X+11週目に，自宅退院となった．

IADLでは料理動作において包丁を使って野菜の皮を剥く動作は可能となった．重いフライパンを振る動作やキッチン用具を棚に片づける動作では疼痛を訴えることはなかったが，持久性が低く易疲労がみられた．洗濯物を干す動作では物干し竿を自宅と同じ高さにして動作を遂行することが可能であった．IADLや自動車運転の模擬練習を反復することで自信回復につなげた．自動車運転の練習では，自動車を停止した状態で，ハンドルを低く，座面を高く設定した．このような着座姿勢で後退運転やウィンカーの操作は可能であったが，数回の動作によって右上肢全体の疲労感を訴えた．

▶ 連携のポイント

生活環境や自宅での役割を考慮し，作業療法士によるADL練習（IADL練習を含む）に加え，理学療法場面でも自動車のハンドル操作練習を課した．

家事動作や運転動作が改善したこと，退院に向けて悲観的な言動が少なくなったことについて理学療法士と情報を共有した．

X＋12週目

PT 理学療法経過
OT 作業療法経過

評　価

右肩関節の運動時痛があり，内服薬にて管理されていた．自動的ROMは，肩関節の屈曲が90°，伸展が20°，外転が80°，外旋が25°であった．右肩甲骨の外転，および上腕骨頭の前内側方向への偏移は残存していた．肩関節周囲筋の過緊張があったがリーチは後頭部まで可能となり，整髪動作も行えた．家事動作は自立しているが，耐久性の低下を認めた．

右肩関節の屈曲は約90°（自動）であったが，最終域にて鈍痛の出現が認められた．入院生活に必要な動作はすべて自立していた．IADLでは外泊時に茶碗洗いなどの簡単な家事動作を遂行することは可能であった．自動車のハンドル操作は，背中とバックレストの間にクッションを挿入し体幹を前傾位にすることで，右上肢のモーメントアーム（肩から上肢重心までの距離）を短くし，右上肢の疲労感を訴えることなく可能となった．精神面では退院に対する悲観的な言動もなく，退院後の生活様式を自分自身で工夫する言動も聞かれるようになった．

課　題

心身機能・身体構造は，運動時痛，肩関節ROM制限，肩甲帯のアライメント不良，腱板筋を含む肩関節周囲筋の筋力低下とした．活動は耐久性低下とした．

心身機能・身体構造は，右肩関節のROM制限や筋力低下とした．活動は連続した家事動作における疲労出現，社会参加は通院や買い物での自動車の運転とした．

目　標

短期目標：肩関節の屈曲・外転・外旋ROM改善，腱板筋・三角筋などの筋力増強．
長期目標：耐久性向上．

病前の生活状況の再獲得．

プログラム

肩関節のROM運動，腱板筋を含む肩関節周囲筋の筋力増強運動，肩関節周囲筋のストレッチング，自宅でも行える肩甲帯や上肢の自主運動を指導した．

退院後の主婦としてのすべての日常関連活動を遂行するための生活指導とした．

第2章　画像情報とケーススタディ

臨床判断・経過

担当医から仮骨の成熟が進行しているとの情報を得て（**図2-1-4c**），積極的なROM運動は可能であると推論した．退院後，肩関節のROM運動，筋力増強運動を中心に週3回の外来理学療法が継続された．

できるIADLが増えて退院後の生活に対して悲観的な言動は軽減したが，長期の入院により体力低下や連続した家事動作で疲労感を訴える状態であった．

今後の課題・反省点

ADLやIADLは獲得されたが，右肩関節のROM制限や筋力低下が残存する状態で在宅復帰となった．機能改善が遅延したことによって，IADLの遂行に対する不安が解消せず在宅復帰に自信を持てなかったことが，長期入院となった要因と考える．

ROMが改善しても，実際の日常生活で使えるか不安になっていたことを理解し，早期にIADL練習を導入すべきであった．

術後1年

PT 理学療法経過

評　価

肩関節の運動時痛があり，内服薬にて管理されていた．ROM（自動）は，肩関節の屈曲が臥位で125°，座位100°，外転は座位で90°，外旋は座位で35°であった．右肩甲帯の外転および上腕骨の前内側偏移が残存し，肩関節周囲筋の緊張亢進が認められた．

目　標

肩関節の屈曲・外転・外旋の自動ROM改善，腱板筋・三角筋などの筋力増強．

プログラム

肩関節の屈曲・外転・外旋のROM運動，腱板筋を含む．肩関節周囲筋のストレッチング・筋力増強運動とした．

臨床判断・経過

骨癒合は認められたが，肩甲帯のアライメント不良は残存していた．肩関節のROMは，背臥位など肩甲帯がベッドなどによって支えられている状態では比較的大きかったが，端座位などの肩甲帯を支えることができない状態では小さかった．すなわち，姿勢変化に伴う肩甲帯の安定性の欠如が肩関節のROMに影響していた．そのため，肩甲帯周囲の筋のストレッチングと筋力増強運動を実施した．

1-上腕骨近位端骨折　**27**

今後の課題・反省点

　本症例は乳がんの手術約1か月後に上腕骨頸部を骨折した．そのため，肩関節ROM制限に乳がんの術後状態も影響していたと推論した．理学療法介入は，骨癒合の経過に留意しながら，ROMの改善および受傷前より認められていた大胸筋の短縮改善を目的に施行した．しかし，肩関節の機能不全が残存していたことから，仮骨形成後の回復期において，肩関節周囲筋の筋力増強運動を重視した理学療法をより積極的に施行すべきであったと考える．術後1年が経過した時点では，ROMは受傷前に比べ改善しており，ADLに支障は認められない．

2 変形性膝関節症

❖ 症例紹介

性　別：女性
年　齢：75歳
主　訴：両膝の顕著な内反膝（O脚）変形と歩行時の両膝関節痛
経過の概要：60歳を過ぎたころより，徐々に両膝の内反変形が進行していた．最近になり，両膝関節痛のため買い物中にも途中で休憩しなければ歩行の継続が困難となった．
臨床所見：両下肢は顕著な内反膝変形をきたし，両膝とも歩行時には軽度の外側動揺（lateal thrust）が認められていた．膝関節のROMは両側とも屈曲が90°，伸展が－20°であり，RCMは制限され屈曲拘縮を呈していた．日本整形外科学会変形性膝関節症治療成績判定基準（JOAスコア）は両側とも50点であった．

❖ 疾患の病態

病態

変形性膝関節症は，加齢や過度の力学的負荷（労働，スポーツ，肥満など），関節の炎症などに起因して膝関節の軟骨変性，摩耗，破壊が生じ，膝関節の機能不全や疼痛をきたす関節疾患である．関節の加齢性変化に力学的な影響が加わって発症する一次性変形性膝関節症と骨折，半月板損傷，靭帯損傷などの外傷や関節リウマチ，痛風などの炎症性疾患・代謝性疾患に続発して発症する二次性変形性膝関節症がある．国内においては一次性がほとんどを占める．

疫学

日本における潜在患者数は2,530万人，有症患者数は820万人程度であると推定されている[5]．

症状

最も一般的な症状は，動作の開始時（立ち上がった瞬間）や階段昇降時の疼痛である．病状が進行するとともに歩行時の持続的な痛みや安静時痛が出現するようになる．時には，水腫が認められ，膝は腫脹する．症状が進行するにつれてROMは徐々に制限される．発症初期は正座が困難になり，進行すると屈曲拘縮が生じて膝の完全伸展が不可能になり，屈曲可動域も制限される．外見的には，内反膝変形や外反膝変形をきたす．

診断

通常は単純X線像で診断が可能であり，関節裂隙の狭小化や骨棘形成が認められる．関節裂隙の狭小化は臥位よりも立位での撮影で顕著になる．単純X線

図2-1-6　Kellgren-Lawrence分類

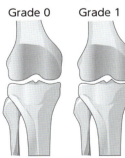
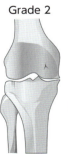
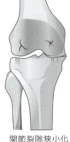
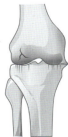

Grade 0　正常
Grade 1　関節裂隙狭小化なし　わずかな骨棘形成または軟骨下骨硬化
Grade 2　関節裂隙狭小化（25%以下）
Grade 3　関節裂隙狭小化（50-70%）骨棘形成　軟骨下骨硬化
Grade 4　関節裂隙狭小化（75%以上）著しい骨変化

像での病期分類としてはKellgren-Lawrence分類が知られている（**図2-1-6**）．MRIでは単純X線像で描出できない水腫や軟骨下骨の変化（骨髄浮腫や骨囊胞形成など）が確認できる．

治療法は症状の程度や疾患の重症度，患者の活動性や社会的状況などを考慮して決定されるが，一般的には保存療法が第一選択である．保存療法が功を奏しない際には，手術療法が選択される．

❖治　療

1)保存療法

- **ADL指導**：杖の使用，体重のコントロール，適度な運動の推奨などといった生活指導を行う．

- **装具療法**：外側が楔状になっている足底板を履き，下肢のアライメントを補正したり，支柱付きの膝装具を装着して関節の不安定性を最小限にする方法などが実施される．

- **薬物療法**：非ステロイド消炎鎮痛剤やアセトアミノフェン，弱オピオイドなどによって疼痛を管理する．また，外用薬や関節内注射（ヒアルロン酸製剤や少量のステロイドの関節内投与）も症状の緩和に有効である．ヒアルロン酸は関節軟骨の保護作用も期待できる．

- **理学療法**：大腿四頭筋の筋力強化やROMを維持するためのROM運動は重要である．温熱療法などの物理的治療も疼痛の緩和には有効である．

2) 手術療法

- **関節鏡視下手術**：関節鏡を用いて，関節内の遊離体や変性した半月板などを除去し，関節内炎症物質を洗い流すことができる．

- **高位脛骨骨切り術**：軽度～中等度の内反膝に対して施行することが多い．脛骨の近位部で骨切りを施行し，関節面を外反させる．これにより，荷重ストレスを内反膝変形によって集中している内側の関節面から外側の関節面へと分散させ，内反膝などの変形を矯正できる．

- **人工関節置換術**：変性した関節面を切除し，人工関節を挿入することで失われた関節の機能を再建する方法である．一般的には60歳以上で中等度～重度の症例に適応となる．

30　I　運動器系疾患

❖ 画像を診るポイント

図2-1-7a　術前臥位両膝関節単純X線正面画像　　図2-1-7b　術前臥位両膝関節単純X線側面画像

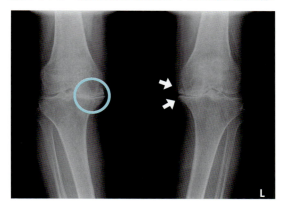
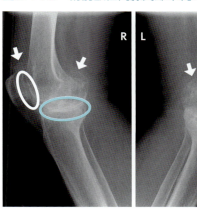
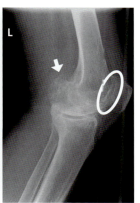

両膝の内側大腿脛骨関節（水色線）および膝蓋大腿関節（白線）の関節裂隙はほぼ消失し，著しい骨硬化像を呈している．また，内顆部と後顆部，膝蓋骨近位部に大きな骨棘形成が認められる．Kellgren-Lawrence分類のグレード4に相当する．

図2-1-8
術前立位両下肢全長
単純X線正面画像

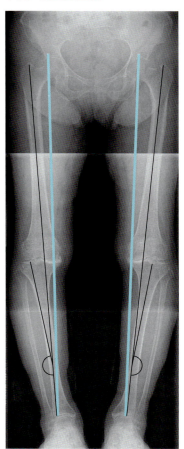

図2-1-9a　術中画像
（インプラント挿入前）

図2-1-9b　術中画像
（インプラント挿入後）

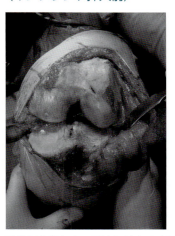
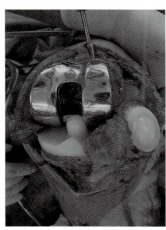

膝蓋骨を翻転させ関節面が広く確認できるように展開し（図2-1-9a），象牙化した関節面を骨切りして後方安定（Posterior stabilizer：PS）型のインプラントを挿入した（図2-1-9b）．インプラントはすべて骨セメントで固着させた．
術後はドレーン抜去後からCPMによる膝屈伸運動と歩行器による歩行を開始した．硬膜外持続麻酔カテーテルは術後72時間で抜去して約1か月間の間隔をおいて，右側も同様に手術した．

Mikulicz線（水色線）は両側とも内側大腿脛骨関節面の最内側部を通過している．
大腿骨脛骨角（Femoro-tibial angle：FTA，黒線）は右が185°，左が184°であった．

図2-1-10 術後立位両膝関節単純X線正面画像

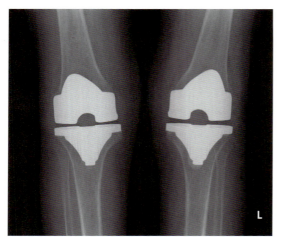

適切なサイズのインプラントが適切なアライメントで挿入されている．
両膝とも完全伸展が可能となり，ROMは，伸展0°，屈曲95°まで改善した．

図2-1-11 術後立位両下肢全長単純X線正面画像

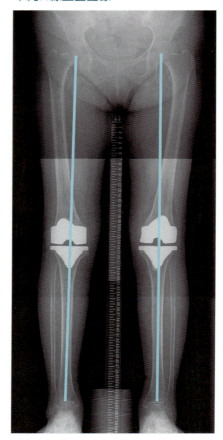

Mikulicz線は両側とも膝の中心を通過し，関節面に対し垂直である．

❖ 予後予測

　人工膝関節置換術（Total knee arthrcplasty：TKA）によるADLの改善は明らかであり，歩行能力の著しい向上と除痛効果が長期にわたり期待できる．一般的には，変形性膝関節症に対するセメント使用TKAの治療成績はおおむね良好であり，最新のオーストラリアのレジストリー（患者登録システム）では，累積生存曲線の終点（End point）を再置換とした場合の13年生存率は約95％であると報告されている[6]．よって，75歳である本症例に関しては，将来的に再置換を施行しなくても予後は良好であると思われる．

第2章　画像情報とケーススタディ

理学療法経過

左側TKA施行時

評　価

A　左側TKA術前理学療法評価（X（手術日）－2日）

ROM：膝関節の屈曲は右90°，左90°，伸展は右－20°，左－20°であった．大腿四頭筋の筋力は，両側ともに徒手筋力検査（Manual muscle testing：MMT）で2であり，伸展格差（ラグ）が認められた．両側膝関節部に腫脹，熱感が認められ，杖歩行は可能であったが，連続歩行距離は40mで，院内の移動は車いすで行っていた．単純X線画像で両側の膝内側部の関節裂隙の消失と骨硬化が認められ（図2-1-7a，b），立位では同部位に一致して数値的評価スケール（Numerical rating scale：NRS）で7の荷重痛が認められた．下肢長では右の転子果長が左のそれより1cm長かった．

B　左側TKA術後理学療法評価（X＋1日）

ROM：膝関節の屈曲は右90°，左10°，伸展は右－20°，左－20°であった．両側膝関節部の腫脹，熱感が非常に強く，持続冷却中であった．左下肢は膝伸展股関節屈曲（Straight leg raising：SLR）が困難で，起居動作，車いす移乗，トイレ動作には介助を要した．下肢長に術前と同様に右の転子果長が左のそれよりも1cm長かった．

目　標

短期目標：左膝関節屈曲90°，伸展0°，トイレ動作自立，車いす移乗の自立

長期目標：左膝関節屈曲110°，伸展0°，屋内杖歩行自立，伝い歩きの自立（50m以内），玄関の段差（15cm）昇降自立

長期目標では，杖歩行または伝い歩きで連続50mの移動可能であれば自宅内の移動は可能となるためこれを目標とした．加えて，玄関の段差が15cmあり，この段差の昇降のためには手すりと杖とを使用する必要があるためこれも目標とした．

プログラム

両側膝関節の屈曲・伸展ROM運動，大腿四頭筋セッティング，起居動作，座位保持，移乗動作，平行棒内立位保持，体重計を用いた荷重（静止立位で左右への荷重を均等にすることを目標とする），歩行練習（平行棒内歩行から歩行器歩行，杖歩行へと歩容の改善に応じて難易度を上げる）とした．

臨床判断

両膝関節の重度の変形性膝関節症例であり，術前のROMは，屈曲・伸展ともに重度に制限されていた．担当医より，術中の麻酔下でのROMは左膝の屈曲は110°，伸展は0°との情報を得たため，これを目標角度とした．

経　過

病棟では器械による持続他動運動（Continuous passive motion：CPM）を実施した．反対側もTKAの施行が予定されており，左側のROMのみ改善したので，膝伸展制限の左右差によ

2-変形性膝関節症

る脚長差が生じた．そのため，荷重の左右不均衡が要因と考えられる跛行が著明となってきた．よって，理学療法では反対側のTKAまでは，前述したように，自宅内での連続50mの杖歩行および伝い歩きが可能となることを目標とした．また，ADLは自宅トイレを使用すること，玄関にある15cmの段差昇降ができることを目標とした．これらの自宅療養ができるための歩行能力，ADL能力の獲得を目指し，歩行後の膝関節周囲の熱感や痛みを評価し，過負荷にならないように理学療法を実施した．歩行距離は必要最低限とした．X＋22日の自宅退院時にはT字杖歩行が可能となり，左膝のROMは，屈曲は95°，伸展は－5°まで改善した．しかし，歩行周期おける左立脚期の時間が右立脚時よりも短縮しており，この立脚時間の左右差による跛行が認められた．

右側TKA施行時

評 価

A 右側TKA前日 理学療法評価（X＋32日）

ROM：膝関節の屈曲は右80°，左95°，伸展は右－20°，左－5°であった．T字杖歩行は自立していたが，前回の退院時に認められた立脚時間の左右差による跛行は，今回も同様であり，改善は認めなかった．右下肢荷重痛はNRSで8であった．下肢長の左右差が認められ，転子果長で左が右よりも2.5cm長かった．

B 右側TKA翌日 理学療法評価（X＋34日）

ROM：膝関節の屈曲は右20°，左95°，伸展は右－20°，左－5°であった．担当医より，術中のROMは前回の左膝の手術時と同様に右膝の屈曲は110°，伸展は0°との情報があった．

目 標

短期目標：右膝屈曲90°，伸展0°，起居動作自立，座位保持自立，起立動作の自立，車いす移乗動作の自立，病棟トイレ移動自立．

長期目標：右膝屈曲110°，伸展0°，杖歩行連続100m，シャワー浴自立，家事動作（調理，掃除，洗濯）の自立ROMの改善（目標ROM：膝屈曲110°，伸展0°），杖歩行距離の延長（屋外レベル），およびADL，家事動作の自立．

プログラム

両側膝関節の屈曲・伸展ROM運動，右大腿四頭筋セッティング，起居動作，座位保持，移乗動作，平行棒内立位保持，体重計を用いた荷重（静止立位で左右への荷重を均等にすることを目標とする），歩行練習（平行棒内歩行から歩行器歩行，杖歩行へと下肢機能の改善に応じて難易度を上げる）とした．

臨床判断

両側の手術後は単純X線画像上，Mikulicz線が両側ともに膝関節面に対して垂直となり，膝関節の内反変形が改善したため，荷重の均等化が目指せると判断した（図2-1-11）．右膝関節の伸展制限の改善までは，静止立位時の下肢の荷重量は右が体重の40％，左が同じく60％と左右差があり，跛行も認められた．これに対して，荷重練習および膝関節のROM改善に向けてROM運動を継続した．

第2章 画像情報とケーススタディ

経　過

　自宅退院時のROM(右/左)は，膝屈曲は右95°，左95°，伸展は右0°，左0°であり，屈曲の
ROMに制限が残存した．しかし，歩行時の荷重痛は両側の膝関節ともに消失したことからT字
杖歩行およびADLはすべて自立し，台所では椅子を併用しながら調理ができるようになった．
また，家屋内の簡単な掃除および洗濯物を干すことも可能となった．最終的に下肢長の左右差は
認められなかった．

▶ 連携のポイント

　初回の手術後は非術側の膝関節への負荷を制限するために，病棟外への移動に際して車いすの
使用を看護師に依頼した．また，初回と2度目の手術後に共通して，病棟でCPMを行う際の設
定角度に関し，理学療法で獲得したROMを病棟看護師に報告し，目標角度に基づいた装置の角
度設定を依頼した．また，最終目標ROMを担当医の術中情報より設定し，CPM最終到達角度
もそれと同様とした．

今後の課題・反省点

　両膝の人工関節全置換術を施行された症例であり，初回の左側の手術後に脚長差による荷重の
不均衡，跛行が著明になった．2回目の右側の手術前に自宅退院し，再入院した際には初回手術
側の膝伸展ROMの悪化，反対側の荷重痛の増悪がみられた．最初の退院時に，ホームプログラ
ムの指導や外来での理学療法による定期的なフォローアップが必要であったと考える．

　歩行においては，最終的にT字杖を用いて連続100mの歩行が可能になったが，右立脚期の短
縮による軽度の跛行が残存した．

2-変形性膝関節症　35

3 大腿骨頸部骨折

❖ 症例紹介

性　別：女性
年　齢：95歳
経過の概要：杖歩行中につまずいて転倒し左股関節痛を自覚し，しばらく様子をみていたが症状が軽快しないため翌日救急搬送された．既往歴は脳動脈瘤，高血圧，不安症であった．自宅では長女と2人暮らしで杖歩行か歩行器歩行で生活をしていた．左股関節痛のため歩行は困難となり，他動的に左股関節を動かすと強い痛みがあった．単純X線およびCT上では明らかな骨傷は認められなかったが，MRIでは左大腿骨転子部に転位のない骨傷が確認され，左大腿骨転子部骨折の診断にて手術目的に入院となった．入院後，術前リハビリテーションを目的に理学療法を開始し，翌々日に骨折観血的手術が施行され，術翌日から作業療法が追加された．

❖ 疾患の病態

　大腿骨近位部骨折は，関節面に近い側から①骨頭，②頸部（骨頭下も含む），③頸基部，④転子部，⑤転子下に発生する．このうち，骨頭骨折・転子下骨折は主として交通事故や労働災害などの高エネルギー損傷の結果として生じ，頸部骨折，頸基部骨折，転子部骨折は主として高齢者の転倒による低エネルギー損傷の結果として生じる．今回の症例は後者である．高齢者が転倒した後に股関節痛を訴え，歩行不可能になったとのエピソードは，大腿骨頸部および転子部骨折の最も典型的な病歴である．しかし，高度の骨粗鬆症患者では転倒がなくても軽微な外力（例えば，通常の歩行あるいは介護による外力など）でも骨折を生じる場合があり，転倒は大腿骨頸部および転子部骨折を疑う必須条件ではない．転位のない骨折では痛みを訴えるものの歩行可能な場合もあり，診断には注意を要する．転位のある大腿骨頸部および転子部骨折では，患肢が短縮・外旋しており，著しい運動痛と運動制限が認められる．

❖ 治　療

　大腿骨近位部骨折は非転位型骨折であっても保存的治療では偽関節発生率が高いので，全身状態が手術に耐えうる症例に保存療法は行わないほうがよいとされている．また整復や固定性が良好な手術をすることで，早期荷重・早期離床が可能となり，廃用防止や肺炎・褥瘡の防止にも繋がると考えられる．今回も超高齢者というリスクはあったが，早期離床を実現させるために手術療法施行となった．

❖ 画像を診るポイント

　病歴と身体所見により大腿骨頸部および転子部骨折を疑った場合，最も簡便で有効なスクリーニング検査は単純X線写真である．通常，両股関節の正面像と患側股関節の側面像の2方向を撮影する．大腿骨頸部および転子部骨折が強く疑われるにもかかわらず，単純X線検査で診断ができない場合，CTやMRIなどを追加することが望ましく，なかでもMRIが最も有用である．

図2-1-12　初診時単純X線画像

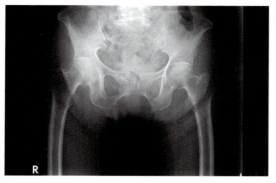
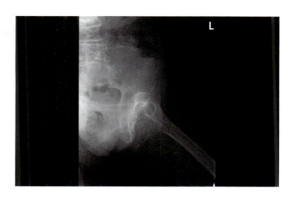

正面像・側面像ともに明らかな骨折は指摘できない．

図2-1-13　初診時MRI

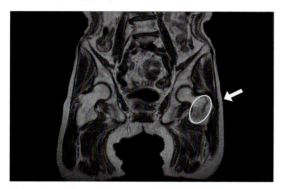

大転子から小転子にかけて，骨折線が確認できる．

図2-1-14　術後単純X線画像

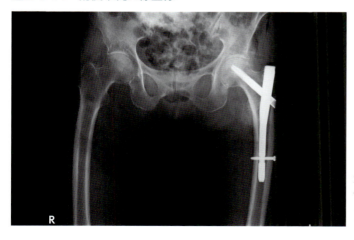

転位がなかったためそのまま髄内釘固定を施行．整復位および固定性が良好なため早期から荷重を許可した．

図2-1-15　術後1週単純X線画像

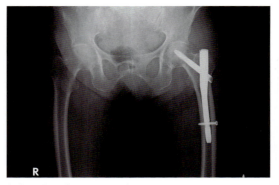

転位の増悪がないことを確認する．

図2-1-16　術後8週単純X線画像

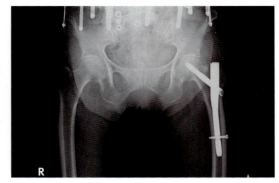

転位の増悪がないことを確認する．仮骨は認めない．

❖ 予後予測

　受傷後，適切な手術・セラピーを行っても，すべての症例が受傷前のADLレベルに復帰できるわけではない．歩行能力回復に影響する主な因子は年齢，受傷前の歩行能力，認知症の程度である．退院後，自宅に帰った症例（なかでも同居症例）は施設入所例よりも機能予後がよいとされている．画像は術後定期的に単純X線検査を施行し，転位の増悪の有無や骨癒合状態の確認をすることが大切である．術後早期から転位が増悪してくるような症例は患部の疼痛や歩行能力などを慎重に観察する必要があるが，リハビリテーションが思うように進まず予後不良となることもある．

第2章　画像情報とケーススタディ

術前理学療法初診時（X（手術日）−2日）

PT　理学療法経過

評　価

　患肢（左側）以外のROMは正常．MMTでは，筋力は上肢が5，下肢の健側が5であり，感覚機能の異常は認められなかった．主訴は患側下肢の疼痛であった．ADLは疼痛のために食事以外は全介助であった．

目　標

　深部静脈血栓症（Deep venous thrombosis：DVT）やその他の合併症の予防，褥瘡の予防．

プログラム

　ベッドサイドにて健肢のROM運動および患肢（膝関節，足関節）の緩徐なROM運動．下腿三頭筋に対するポンピング運動の指導などのプログラム．

臨床判断

　受傷後であるため患肢は基本的には膝，足関節の運動を中心とし，周術期の合併症であるDVTの予防を図ることとした．また，骨突出部の発赤など褥瘡の所見の有無を観察しておく必要性を考慮した．加えて，感覚や患部以外のROM，筋力などの機能評価を行い，随伴症状の有無を把握した．

▶ 連携のポイント

　術前は，カルテから全身状態の把握と患者背景の情報収集をするとともに，看護師からも情報収集した．また，当日の理学療法・作業療法の終了後に，骨折以外の症状が疑われる場合に，担当医または看護師へ報告すること．

術後リハビリテーション開始時（X＋1日）

PT　理学療法経過

OT　作業療法経過

評　価

　ROMは左股関節の屈曲が90°，外転が20°であり，有痛性の制限が認められた．MMTの結果は，いずれも左の腸腰筋が2，中殿筋が2，大殿筋が2，大腿四頭筋が4であった．術後，術側への全荷重は可能．荷重時痛は，NRSで5であった．疼痛自制内の範囲で全荷重が可能であった．立位は，平行棒内で上肢支持をすれば可能であった．移乗動作は軽介助で実施可能であった．

　長谷川式認知症スケール（Hasegawa dementia rating scale-revised：HDS-R）は24点で，減点項目は見当識，記憶の項目であった．基本動作は，起居動作は見守りで，車いすからの移乗動作はアームサポートを支持して軽介助で可能であった．ADLでは，食事動作は自立し，排泄動作はポータブルトイレにて軽介助で可能であった．移動動作は，車いすでの移動は全介助であった．動作時に荷重痛が認められた．

3-大腿骨頸部骨折　39

目　標

短期目標：左股関節の疼痛の軽減．病棟内の移動は，歩行器を用いての見守りまたは自立歩行．

長期目標：自宅復帰，屋内の移動は杖歩行，屋外の移動はシルバーカーを用いた歩行の自立．

短期目標：認知機能の維持，改善と排泄・更衣動作の自立．

長期目標：自宅復帰し，ADLが自立して，入院前と同程度の家事動作を獲得する．

プログラム

左下肢中心の自動介助運動，起居，起立，移乗動作練習，平行棒内で痛みに応じた全介助での荷重練習，術創部に対する寒冷療法とした．

起立・移乗動作，下衣の更衣動作，靴の着脱練習，見当識確認や語想起などの認知課題とした．

臨床判断

術式は観血的骨接合術（γネイル）であり，術翌日より全荷重が許可されたため，歩行練習は疼痛の状況を確認しながら平行棒内から始めた．大腿筋膜張筋，中殿筋の筋膜への手術侵襲があるために，これらの筋の過度な収縮を伴うプログラムは控えた．そして，寒冷療法などの物理療法を用いて早期の炎症症状の改善を図り，疼痛が軽減するようアプローチした．

全身麻酔での手術により，術後せん妄の出現や認知機能の低下をきたす可能性があり，それに伴う転倒リスクが考えられた．転倒予防策を講じるために病室でのADL能力を評価するとともに，看護師と環境調整を行った．起立を伴う活動では転倒リスクがあるため，排泄などはナースコールを押して，看護師の見守り下で動作を行うよう指導した．

▶ 連携のポイント

認知機能と大腿骨頸部骨折患者における関連性は諸家の報告で重要視されている[7)8)9)]．術後はせん妄や認知機能の低下をきたして転倒リスクが高くなると考えられるため，ADL上の注意点に関する情報を病棟看護師と共有することが重要となる．当院では入院患者の転倒転落回診を実施しており，患者の身体機能やADL能力を考慮し，病棟看護師と転倒予防対策を検討し，環境整備を行っている．

地域包括ケア病棟へ入棟（X＋13日）

PT　理学療法経過　　　　　OT　作業療法経過

評　価

左股関節の荷重時のNRSは3まで軽減した．疼痛の軽減に伴い術側に全荷重しての動作が可能となった．左側の筋力はMMTで腸腰筋が3，大殿筋が3，中殿筋が3であった．

見当識を評価する課題では誤答が時折見られたが，課題の遂行は概ね可能であった．ADLは，病棟内での排泄動作が自立し，入浴は洗体が要介助であった．洗濯，掃除など

左側のROMは，股関節屈曲が100°，外転が25°であった．片脚立位は2秒間，タンデム（継ぎ足）立位は10秒間，それぞれ保持可能であった．杖歩行練習を開始した．X+18日よりトイレ歩行は歩行器で自立となった．X+19日から階段昇降練習を開始した．

の家事動作においては，動作中の疼痛と耐久性の低下が認められ，一連の動作は座位での休息を適宜取りつつ，見守りで実施した．

目　標

病棟内での杖歩行の自立および立位能力の改善．

ADLの自立，IADLでの耐久性の向上および認知機能の維持．

プログラム

杖歩行の練習を中心に，応用歩行練習として平行棒内での横歩き，後ろ歩き，腿上げ歩行を追加する．

X+20日から家事動作練習を開始した．

臨床判断

左股関節の疼痛は軽減しており，X線画像上では転位が認められず，理学療法室では歩行器歩行から杖歩行へ移行し，段差昇降練習も開始した．活動量の増加に伴い，骨折部の疼痛の他，大腿筋膜張筋，腸脛靭帯などの疼痛の出現に注意して理学療法を進めた．荷重量の増加とともに立位保持能力は徐々に改善したため，病棟内での移動は歩行器使用とし，杖歩行の自立を目標に練習を開始した．

作業療法経過において，認知機能の低下は認められず，年齢に比して良好であった．移乗動作やポータブルトイレでの排泄動作は安定し，患者自身も動作を慎重に行っていたため，歩行器歩行が自立したことに伴い，病室内でのADL（室内トイレでの排泄，整容動作，更衣動作）の自立とした．家事動作は疼痛による跛行や，耐久性の低下から継続した動作が難しい状態であったため，入院前と同程度の家事動作の獲得を目標として練習を開始した．

▶ 連携のポイント

地域包括ケア病棟に転棟したことから，在宅復帰を見据えた計画を立案するために，担当医，看護師，他職種，家族と現在行っているADLの状況とゴールを確認した．計画に沿って，在宅復帰に向けて看護師と病棟ADLの現状を確認し，ADLの改善を図るため環境の調整について検討を重ねた．

地域包括ケア入棟2週間（X＋25日）

PT 理学療法経過 ｜ OT 作業療法経過

評　価

単純X線画像上は，術部の異変は認められなかった．左股関節の荷重時痛はNRSで1となり改善が認められた．左側の筋力は，MMTで腸腰筋が3，大殿筋が3，中殿筋が3であった．左側のROMは股関節屈曲が105°，外転が25°であった．杖歩行を開始した．床からの立ち上がりおよび着座動作は可能であった．段差昇降は10cm段の昇降が自立した．20cm段は見守り下で昇降が可能であった．10cm高のバリアのまたぎ動作は可能であった．X＋27日より病棟内の杖歩行が自立した．

見当識は良好であった．歩行しながらの計算などの二重課題の遂行は可能であった．入浴動作を含め，病棟内のADLは自立し，洗濯や掃除などの自宅で行う動作は，対象物の運搬を含めて可能になった．ADL練習における連続動作は休憩なしに行うことが可能となり，耐久性が改善した．全荷重下での家事動作練習中の疼痛はNRSで1と改善が認められた．

目　標

屋内では，杖歩行，段差昇降の自立．屋外では，シルバーカー歩行の自立．

洗濯，掃除など自宅で行う家事動作などIADLの自立．

プログラム

応用歩行練習として敷居や段差を想定した跨ぎ動作，不整地を想定したマット上歩行，階段昇降練習とした．

ADL，IADLの練習，段差昇降練習，認知課題などとした．

臨床判断

単純X線画像上では術部の転位は認められず，創部など侵襲部位の修復も順調であると考えられた．疼痛は軽減しており，荷重も支障なく可能となったことから，応用歩行や階段昇降練習などを行い，自宅内での移動自立を目標に，ADL動作，歩行時の平衡機能の改善を図った．

二重課題の遂行が可能であり，状況判断や危険認識は十分にできていると考えられた．病棟内でのADLは自立し，作業療法中の家事動作練習では手順や方法は支障なく行うことができた．疼痛の軽減に伴い，耐久性も改善していることから，X＋25日の時点では，入院前と同程度までADLが改善してきていると考えられた．

▶ 連携のポイント

地域包括ケア病棟のスタッフ，リハビリテーションスタッフ，他職種のスタッフで退院調整カンファレンスを行う．ADLや療養状況の最終確認を行い，担当医，看護師，他職種スタッフと情報の共有を行う．それに応じて，病棟でのADLの見直しや外泊計画を立案し，退院調整を実施する．

退院時（X＋39日）

PT 理学療法経過 ／ OT 作業療法経過

評　価

PT:

　左側の股関節のROMは屈曲が120°，外転が25°であり，同じく筋力はMMTで腸腰筋が4，大殿筋および中殿筋が3，大腿四頭筋が4であった．左側の片脚立位は5秒間，タンデム立位は10秒間の保持が可能であり，平地歩行は杖歩行で自立し，階段昇降は杖と手すり使用で自立した．また，荷重時痛は消失した．

OT:

　HDS-Rは記銘力の項目が低下を認めたが25点であった．自室内のADLは自立し，家事動作は入院前と同レベルでの遂行が可能となった．荷重時痛は消失した．

臨床判断

PT:

　平衡機能，筋力などの身体機能は改善し，年齢を考慮すれば，自宅での移動などは支障ないと判断され，自宅退院に伴い理学療法は終了した．

OT:

　病棟内ADLは自立し，作業療法室でのIADL動作などは支障なく実施できていた．加えて，退院時指導における注意点も十分に理解できていた．記憶面，遂行機能は年齢に比して良好であり，自宅でのADL，IADLは自立可能であると考え，自宅退院に伴い作業療法は終了した．

▶ 連携のポイント

　本症例の退院前には，ケアマネジャーや家族を交えて，カンファレンスや介護サービスの選定を行い，自宅生活に向けた最終調整を行った．また，自宅退院後の生活における注意点や転倒予防に関しては退院時指導書を作成して，家族に説明，指導をした．

　自宅に退院するにあたって環境整備が必要となる症例に対しては，退院前訪問指導を適宜行い，他職種および当人，家族と協議して家屋環境の整備を行う．その他，大腿骨頸部骨折地域連携パスなどを用いて回復期病院へ転院する症例があり，専用のシートを用いて，回復期病院へ申し送りを行っている．大腿骨頸部骨折地域連携パスを使用して転院する際は，担当医や退院調整看護師，医療相談員（MSW）などと情報を共有して調整が円滑にできるように連携している．

今後の課題・反省点

　歩行能力回復の阻害因子として，高齢は大きな要因であり，一般的に大腿骨頸部骨折の症例は，受傷前のADLレベルに復帰することが難しいとされている．本症例は95歳と超高齢であったが，術後の認知機能は良好であり，動作時やADL上の注意点を十分に理解できていたため，荷重時痛は早期に軽減し，身体機能やADLの円滑な改善ができた．また，当人や家族に自宅生活の状況を確認しながら，担当医，看護師，他職種と適宜連携をとりながら，自宅復帰までの調整を円滑に進めることができた．

4 膝前十字靭帯損傷

❖ 症例紹介

性　別：女性
年　齢：10歳代
職　業：学生
部　活：バスケットボール部
経過の概要：バスケットボールの練習試合中にパスを受けてから右足を左方向に踏み込んだときに受傷した．その際，当人からの情報で右膝が外れるような感じがして，臀部を強打した以降，疼痛のため，プレーを続行することは不可能となった．受傷翌日，前医を受診し前十字靭帯損傷，内側および外側半月板断裂を指摘され，受傷から7日目に手術目的で当院へ紹介された．初診時，徒手検査でラックマンテスト（Lachman test）とピボットシフトテスト（Pivot-shift test）が陽性であり，膝関節前方安定性検査では，7mmの左右差が認められた．また，MRI検査にて右膝前十字靭帯損傷（図2-1-17）および内側，外側半月板断裂（図2-1-18）が認められた．受傷から約3週間後に半腱様筋腱を用いた前十字靭帯再建術と内側および外側半月板縫合術が施行された（図2-1-20）．術翌日から疼痛を考慮した歩行練習などの理学療法が開始され，松葉杖を使用することでADLに支障がないと判断されたため，約2週間の入院の後，自宅へ退院となった．退院後は，バスケットボールへの復帰を目指して，定期的に外来にて理学療法を実施した．術後6か月時点で，MRIにて再建靭帯および縫合した半月板が転位していないこと（図2-1-21），各種パフォーマンステスト結果および膝関節伸展，屈曲筋力が健側の90％以上であることが確認されたので，バスケットボール全体練習に加わることと試合出場を許可した．術後1年時には，受傷前とほぼ同等レベルでのプレーが可能となり，正座時に術部の違和感はあったが，ROMは膝関節伸展5°，屈曲150°で左右差はなかった．Lachman testとPivot-shift testは陰性であり，膝関節前方安定性検査では患健差1mmであった．

❖ 疾患の病態

　膝前十字靭帯損傷はスポーツ活動中に発生することが多く，ジャンプからの着地，ストップ動作や急な方向転換など非接触型損傷が多い．非接触型損傷は女性に多く，バスケットボール，ハンドボールやサッカーなど減速動作の多い種目で頻発する[10]．
　前十字靭帯損傷の診断には，病歴聴取（受傷時の動き，破裂音〈pop音〉，プレー続行の可否など）と理学的所見（関節血腫，Lachman test，Pivot-shift testなど）が重要である．補助診断としてMRIが有用であり，断裂した前十字靭帯（図2-1-17）のみならず，間接所見として半月板断裂（図2-1-18），大腿骨外顆，脛骨外顆の骨挫傷（図2-1-19）などの評価にも有用である．

❖ 治　療

　損傷した前十字靭帯は保存療法では十分に修復されない．よって，損傷を放置した状態でスポーツ活動を続けると膝くずれ症状（Giving way）が発生する可能性が高くなる．膝くずれ症状は半月損傷や関節軟骨損傷を誘発し，二次性の変形性膝関節症に至る．治療には保存療法と外科

療法に大別され，スポーツ活動への復帰を希望する症例には，原則的に外科療法の適応となる．一方，保存療法の適応は，単独損傷で日常生活レベルにおいて膝関節の不安定感がなく，スポーツ活動に参加しないこと，内側半月板断裂と不安定性を呈する外側半月板断裂がないこととしている．外科治療としては前十字靱帯再建術が施行され，移植腱としてハムストリングもしくは膝蓋腱が使用されることが多い．

❖ 画像を診るポイント

初診時MRI画像所見

本症例は断裂した前十字靱帯（図2-1-17）のMRIで，内側と外側半月板断裂が認められた（図2-1-18）．また，前十字靱帯損傷の間接所見として大腿骨外顆と脛骨外顆に骨挫傷が認められた（図2-1-19）．

図2-1-17　初診時MRI

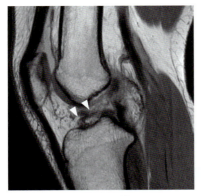 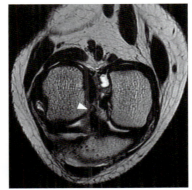

a　T1強調画像　矢状断像
断裂し弛緩した前十字靱帯（矢頭先）

b　T2強調画像　斜位冠状断像
連続性が途絶した前十字靱帯（矢頭先）

図2-1-18　初診時MRI

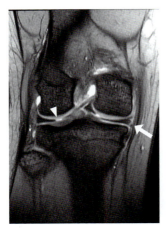 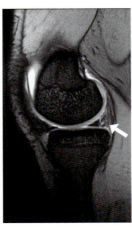 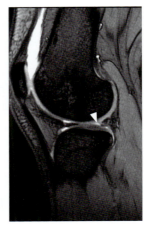

a　T2強調画像　前額断像
内側半月板断裂（矢印先），
外側半月板断裂（矢頭先）

b　T2強調画像
矢状断像（内側）
内側半月板断裂（矢印先）

c　T2強調画像
矢状断像（外側）
外側半月板断裂（矢頭先）

図2-1-19　初診時MRI

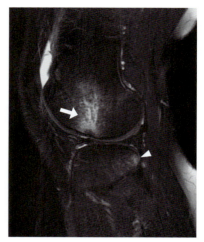

T2強調脂肪抑制画像　矢状断像
大腿骨外顆骨挫傷（矢印先）
脛骨外顆骨挫傷（矢頭先）

手術直後X線画像所見

　受傷から3週間目に，半腱様筋腱を移植腱とした前十字靭帯再建術が施行された（図2-1-20）．

図2-1-20　手術直後X線画像とCT画像

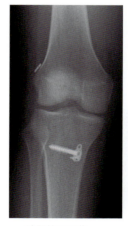
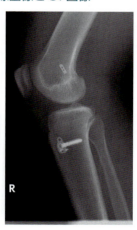
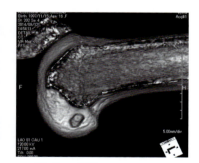

c　3次元CT画像
大腿骨骨孔位置を確認

a　膝関節正面像　　b　膝関節側面像

　前十字靭帯再建術に加え，内側および外側半月板縫合術が施行されたが，半月板の連続性は保たれていたため，当院での理学療法は前十字靭帯再建術プログラムに準じて実施した．手術後約4週間で全荷重歩行が可能となり，手術後3か月の時点で膝関節ROM制限は認められなくなった．術後6か月時点でのMRIで，再建靭帯および内側，外側半月板縫合部に異常所見がないことが確認された（図2-1-21）．

図2-1-21 術後6か月MRI

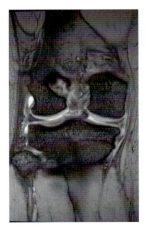 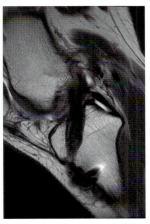 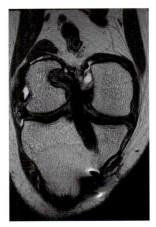

a　T2強調画像　冠状断像
内側および外側半月板の確認

b　T2強調画像　斜位矢状断像
再建前十字靱帯の確認

c　T2強調画像　斜位冠状断像
再建前十字靱帯の確認

❖ 予後予測

　通常，前十字靱帯再建術後のスポーツ復帰には術後6〜8か月必要な症例が多い．当院では，術後6か月以上経過した時点で自覚的，他覚的不安定性がないこと，各種パフォーマンステストの条件を満たしていることおよび筋力が健側の90％以上あることなどを全体練習への合流，試合復帰許可のための基準としている．スポーツ活動への復帰後には，再建靱帯の断裂や反対側前十字靱帯の断裂がそれぞれ6％程度発生すると報告されており[11]，着地や減速動作（カッティング動作）の指導や予防トレーニングの指導などが重要である．

理学療法経過

術後1日目

評価

　右膝関節に腫脹，熱感が認められ，右膝のROMは屈曲が80°，伸展が−15°であった．大腿四頭筋とハムストリングスの共同収縮は術創部痛のため拙劣であり，下肢伸展挙上（Straight leg raising：SLR）は自動介助下で可能であった．患肢への全荷重は右膝関節の荷重時痛と恐怖感があり困難であった．歩行は，両松葉杖歩行を試みたが，松葉杖の使用方法が拙劣であり，荷重時痛が生じない程度まで患肢を免荷することが困難であったため，平行棒内での患肢部分荷重下にて開始した．

目標

　腫脹防止，患肢全荷重可能，膝関節屈曲120°，伸展−5°とした．

プログラム

　主にROM運動（患側膝関節屈曲，伸展），筋力増強運動（患側大腿四頭筋とハムストリングスの共同収縮，患側SLRなど），患肢荷重練習，両松葉杖歩行練習とした．

臨床判断

　半月板縫合術後は半月板の断裂形態（図2-1-22）や部位によって，膝関節の固定期間や免荷期間が定められる．本症例は前十字靭帯損傷に内側半月板後節の縦断裂と外側半月板後節の横断裂を合併したが，いずれの半月板も連続性が保たれていた．そのため，半月板縫合術後も膝関節の固定期間や免荷期間を定めることが難しく，当院の前十字靭帯再建術プログラムに沿って理学療法を実施する基本方針に準じた．

　当院では前十字靭帯再建術後，骨孔部の拡大と再建靭帯への過負荷を避けるため，術後1週間は積極的な患側膝関節のROM運動を避け，膝関節屈曲は術後2週まで90°，術後4週まで120°，膝関節伸展は術後4週まで−5°に留めている．患肢への荷重は両側金属支柱付き軟性膝関節装具装着下にて手術翌日から実施し，術後4週以降は，ROMや患肢の筋力，各競技に応じたパフォーマンステストなどの目標達成に沿って，理学療法プログラムを調整している．

　本症例の筋力増強運動は大腿四頭筋の収縮に伴う脛骨前方移動による再建靭帯への過負荷を避けるため，大腿四頭筋とハムストリングスの共同収縮と，自動介助下でのSLRから開始した．患肢荷重練習は膝関節装具装着下にて，痛みや恐怖感のない荷重量から開始した．本症例では患側膝関節の腫脹が増悪しないように，患

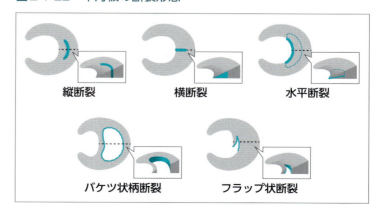

図2-1-22　半月板の断裂形態

第2章　画像情報とケーススタディ

部の冷却を励行するよう指導した．また，競技能力を維持するため，体幹や健側下肢など，患部以外の筋力増強運動も並行して実施した．術後2週目の時点で両松葉杖歩行にてADLが自立したため，自宅退院した．以降は外来にて2週間から4週間に1回の頻度で理学療法を継続した．

▶ 連携のポイント

術後急性期であり，患側膝関節の腫脹が増悪しないよう管理する必要があったため看護師と連携し，病棟でも患部冷却などによる腫脹のケアを継続した．

術後4週目

評　価

右膝関節の腫脹は残存しており，右膝のROMは屈曲110°，伸展−10°であった．大腿四頭筋とハムストリングスの共同収縮やSLRは痛みを感じることなく可能であった．患肢への荷重は右膝関節伸展−15°程度の肢位であれば痛みを感じることなく全荷重可能であった．一側の下肢を前方や側方，後方へ踏み出し，踏み出した下肢に荷重しながら膝関節を屈曲させて腰の重心点を低くしていく動作であるランジ運動では，外反膝に下腿外旋が加わった肢位（以下，ニーイン・トウアウト位とする）で行っていたが，足先と同じ方向へ膝関節を屈曲するように口頭教示にて修正可能であった．スクワットは膝関節屈曲40°以上では右膝関節痛を訴え，左下肢への荷重偏移が認められた．歩行は独歩であったが，右立脚中期に右膝関節屈曲位を呈し，跛行が認められた．

目　標

患側の膝関節のROMが屈曲145°，伸展0°，同じく膝関節屈曲・伸展筋力が健側の60%以上に改善すること，跛行の改善，ジョギング開始．

プログラム

主にROM運動（患側膝関節屈曲，伸展），筋力増強運動（スクワット運動，ランジ運動など），患肢荷重，歩行動作練習（患側踵接地から立脚中期にかけての患側膝関節伸展動作練習）とした．

臨床判断

大腿四頭筋とハムストリングスの共同収縮と，患肢への全荷重が可能であったため，ランジ運動とスクワット運動を開始した．再建靭帯は術後2〜4週で虚血性壊死をきたし，4〜12週で血管再生と共に線維芽細胞が増殖して，12週以降より靭帯化していく．このような組織学的変性に伴い，再建靭帯の強度は術後から徐々に低下し，6〜8週で最も脆弱となる．8週以降は強度が増すが，本来の前十字靭帯の強度には達しない[12]．再建靭帯の組織学的変性や強度を考慮すると，再建靭帯の弛緩や断裂を避けるために，大腿四頭筋の収縮による脛骨前方移動や荷重下での膝関節外反・脛骨内旋による再建靭帯への過負荷に留意して理学療法を実施する必要がある．

スクワット運動などの閉鎖性運動連鎖（Closed kinetic chain：CKC）は，膝伸展運動などの開放性運動連鎖（Open kinetic chain：OKC）に比べ，ハムストリングスの収縮によって脛骨前方移動を制御しながら筋力増強を図ることが可能である[13]．また，スクワット運動やランジ運動などの荷重下での膝関節屈曲動作は種々の競技動作に含まれており，膝関節外反・脛骨内旋

4-膝前十字靭帯損傷　49

を避けた動作パターンを学習するためにも有用である.

スクワット運動は不適切な動作パターンの学習を防ぐため, 右膝関節痛が生じない角度で実施し, ニーイン・トウアウト位にならないよう指導した. ランジ運動時に認められたニーイン・トウアウト位は口頭教示にて修正可能であり, 動作パターンの反復学習によって改善可能であると考えられた. 術後2か月の時点で右膝関節伸展0°であり, 患肢への荷重は完全伸展位にて可能であった. 歩行時に認められた右立脚期の右膝関節屈曲位も改善した.

> ▶ 連携のポイント

術後6~8週は再建靭帯の強度が最も脆弱な時期であり, 再建靭帯への過負荷に対して特に注意する必要がある.

そのため, 保護者に対して日常生活上の留意点を教示し, 競技種目のコーチに対してはスクワット運動やランジ運動における適切な肢位とジョギングの開始基準などについて伝えた.

術後3か月目

評　価

右膝のROMは屈曲145°, 伸展0°であった. 多用途筋機能評価運動装置 (Biodex medical systems) を用いて膝関節屈曲・伸展筋の筋力を測定した. 患側の膝関節屈曲・伸展筋力はいずれも健側の60%程度であった. スクワット運動やランジ運動は可能であったが, 片脚スクワットは上肢の支持なしでは困難であった. 両脚ジャンプ動作は離地時の動作に課題は認められなかったが, 跳躍高は術前の6割程度と低く, また着地時の膝関節・股関節屈曲は小さく動作は拙劣であった. 立位で両股関節・膝関節屈曲位をとり, 頭部, 体幹部は前方を向いた状態を保持したまま両前足部に荷重し, 両前足部を軸として両下肢を左右方向へ回旋させるツイストターンの動作はゆっくりと行えば可能であった.

目　標

患側膝関節の屈曲と伸展筋力を健側の90%以上にすること, 片脚で前方にジャンプし, 同側の脚で着地した際のジャンプ前の足先からジャンプ後の足先までの距離を測定するシングルホップテストの距離を健側の90%以上にすること, 実践試合での相手選手を想定した練習を開始することとした.

プログラム

主に筋力増強運動 (スクワット運動, ランジ運動など), 競技動作練習 (片脚スクワット動作, 両脚ジャンプ動作, ツイストターン動作など) とした.

臨床判断

術後3か月

スクワット動作が可能であったため, 片脚スクワット動作や両脚ジャンプ動作を開始した. 片脚スクワット動作と, 両脚ジャンプ動作での着地動作が拙劣であったので, 患側下肢の筋力増強運動と並行して動作パターンの学習が必要であると考え, 上肢を支持した状態での片脚スクワット運動や, 立位姿勢から両脚ジャンプ動作の着地時の姿勢へ移行する動作練習を教示した. また,

筋の伸張反射を利用したジャンプ系のエクササイズで，筋の急激な伸張を繰り返すことによって瞬発力を強化するためのプライオメトリクスエクササイズとして，低い跳躍高での両脚ジャンプ動作を課し，着地動作の改善に応じて跳躍高を高くするように教示した．方向転換時に軸足が後足部荷重位をとると，膝関節外反・脛骨内旋の起因になるため，前足部荷重位で足部と膝関節の方向を揃えて方向転換するように，ツイストターンの練習を課した．

術後4か月

片脚スクワット動作が可能となり，両脚ジャンプの着地動作も改善したため，片脚ジャンプ動作練習を開始した．着地時の膝関節と股関節の屈曲角度が小さかったので，片脚立位から膝関節および股関節を屈曲位に保ち片脚ジャンプの着地動作時の姿勢へと移行する動作練習や低い跳躍高での片脚ジャンプ動作を開始した．患肢の膝関節の屈曲，伸展筋力も健側同筋力の60％に達しており，低い跳躍高であれば片脚ジャンプが可能であることが確認されたため，ジョギングを開始した．両脚ジャンプも可能であることが確認されたので，ドリブルからのシュートや，シュートやリバウンドからの着地動作を想定して，前後・左右方向へのジャンプから両脚で着地し静止するストップ動作に備えて，前後・左右方向への両脚ジャンプ練習を開始した．両脚ジャンプ動作とジョギング動作が可能であることが確認されたため，シュートやドリブルといったボールを用いたバスケットボール競技に必要な動作の練習を開始した．

術後5か月

ジョギング動作の遂行が可能になり，片脚ジャンプの着地動作の改善が認められたため，ランニングを開始した．ツイストターンは円滑に行うことが可能となったので，患肢を軸足としたピボット動作やクロスステップの動作練習を開始した．患肢を軸足としたピボット動作やクロスステップ動作では，この軸足の前足部に荷重し，足部の長軸と膝関節の向きを一致させた姿勢で方向転換することが可能となった．片脚ジャンプ動作が可能になったため，片脚でのストップ動作の改善に向けて前後・左右方向へのステップ練習を開始した．

図2-1-23 術後3か月から5か月の術後経過と理学療法プログラム

術後3か月時点
- 片脚スクワット動作
- 両脚ジャンプ動作（低い跳躍高から開始し，着地動作の改善に対応して跳躍高を高くする）
- ツイストターン

術後4か月時点
- 片脚ジャンプ動作
- ジョギング
- 前後，左右方向への両脚ジャンプ動作
- シュート，ドリブル練習

術後5か月時点
- ランニング
- ピボット動作
- クロスステップ動作
- 前後，左右方向へのステップ動作

▶ 連携のポイント

次回の外来通院までの期間に本症例がプログラムの遂行を継続するための指導などを，保護者やコーチに依頼した．

また，治療経過に応じたプログラムの更新が適切に行われるよう，次の段階のプログラムへ移行するための具体的な目標をコーチに教示した．

術後6か月目

評 価

MRIにて再建靱帯および内側，外側半月板縫合部に異常所見は認められなかった．患側膝関

節の屈曲と伸展筋力やシングルホップテストはいずれも健側の90％に達していた．全力での片脚ジャンプ動作も可能であり，着地時のニーイン・トウアウト位は認められなかった．ランニング動作やダッシュ動作も可能であった．前後，左右方向への両脚ジャンプ動作やステップ動作ではジャンプした方向や踏み込んだ方向に体幹が振られてしまう体幹のあおり動作や患肢のニーイン・トウアウト位は認められなかった．ランニングからのストップ動作や，クロスステップ動作やサイドステップ動作での方向転換動作は60％程度のスピードであれば不安感や恐怖感なく可能であった．

目　標

試合への出場，前十字靭帯損傷再発の予防．

プログラム

主に筋力増強運動（片脚スクワット運動，ランジ運動など），競技動作練習（前後，左右方向への両脚ジャンプ動作やステップ動作，その場での方向転換動作，ランニングからのストップ動作やクロスステップやサイドステップでの方向転換動作，シュート，ドリブルなどのボールを用いた競技動作など）などとした．

臨床判断

片脚ジャンプは全力で可能となり，ランニング動作にも課題が認められなかったため，ダッシュ動作を開始した．また，前後，左右方向への両脚ジャンプ動作やステップ動作，その場での方向転換動作などが十分に可能になったため，ランニングからのストップ動作や，クロスステップやサイドステップでの方向転換動作の練習を開始した．

術後7か月目の時点で，ダッシュからのストップ動作や，クロスステップやサイドステップでの方向転換，フェイント動作も可能となり，不安感や恐怖感の訴えも無かった．患肢の膝関節の屈曲，伸展筋力は健側の90％に達しており，バスケットボールの競技動作を全力で行うことが可能であったため，対人練習の開始と，全体練習への参加を許可した．

▶ 連携のポイント

実戦を想定した対人練習では，前十字靭帯損傷再発の危険性を少なくするために，相手の動きの予測が可能であり，不測の対応を求められる場面が少ない環境で行うこととした．そこで，コーチに対しては，1人対1人，2人対2人，3人対3人と段階的に対人練習の人数を増やし，試合形式での練習では攻撃側（オフェンス）から始めて守備側（ディフェンス）へと移行するよう教示し，試合形式での対人練習で課題がなければ，試合への出場を許可する旨を伝えた．

競技復帰後も前十字靭帯損傷が再発する可能性があり，前十字靭帯損傷再発予防のためのプログラムを継続する必要がある．保護者やコーチに対して前十字靭帯損傷再発の危険性を伝え，再発を予防するためのトレーニング継続を促すよう依頼する．

今後の課題・反省点

遠方からの通院のため，外来で理学療法を実施する間隔が長くなり，腫脹の予防や，指導したプログラムの継続が難しかった．また，来院するまでの間の経過に対応した目標を設定することや理学療法プログラムを更新することが困難であった．競技復帰に向けて保護者やコーチと連携をより密にしながら，理学療法を実施する必要性があった．

5 腰椎圧迫骨折

❖ 症例紹介

性別：男性
年齢：70歳代
職業：無職
社会的背景：妻（同居），子2人（別居）
経過の概要：20XX年8月，自宅で転倒して臀部を強打して以降，腰痛が出現し，歩行困難となったため当院に救急搬送された．単純X線にて第1腰椎椎体骨折（図2-1-23）および同部に棘突起の叩打痛が認められた．加えて，動作による腰痛の増悪によりADLに困難をきたすと考えられたため搬送日に入院となった．入院当日に体幹ギプスを作成・装着したところ，腰痛の軽減が確認されたため離床を促した．受傷1週後の単純X線にて椎体圧壊の進行が認められたが（図2-1-23），腰痛が軽減していたため自宅退院となった．受傷1か月後より体幹コルセットを装着し治療プログラムを継続した．受傷後3か月の単純X線やCTにて椎体骨折後の偽関節が認められた（図2-1-24，25）．比較的強い腰痛が残存していたため，受傷後4か月目でバルーン椎体形成術（Balloon kyphoplasty：BKP）が施行された（図2-1-26）．腰痛は術直後より改善し，単純X線やCTでも椎体内のセメント充填は良好であることが確認できた（図2-1-27，28）．コルセットの装着を継続しながら理学療法が施行された．術後1週で自宅退院し外来理学療法を週1回の頻度で継続した．
既往歴：2型糖尿病，陳旧性心筋梗塞

❖ 疾患の病態

　腰椎圧迫骨折は骨粗鬆症に起因する骨折の一つで，立位や坐位からの転倒といった軽微な外傷で生じることが多いが，外傷機転のないものも存在する．中位胸椎から下位腰椎の間において発症するが，胸腰椎移行部（第11胸椎〜第2腰椎）が好発部位である．臨床症状は腰背部痛が主体であり，この痛みは坐位からの臥床動作，臥位からの起き上がり動作などの体位変換時には強くなり，安静時には消失するかわずかではあるが痛みは残存することが特徴である．一般的な保存療法では約15％の症例に骨癒合不全が生じ，椎体後壁損傷を呈する症例は椎体骨癒合不全（偽関節）の危険因子が高くなる[14]．まれに高度の椎体骨折や偽関節によって神経症状（下肢痛や筋力低下，膀胱直腸機能不全）をきたすことがある．

❖ 治　療

　一般的には保存的加療で経過は良好であり，多少の椎体圧壊と後弯変形は残存するものの，ADLに影響を及ぼす腰痛が残存することは少ない．しかし，高度な椎体圧壊や偽関節がある症例は，腰痛の残存や神経症状が出現するため手術の対象になることがある．腰痛のみの症例では，骨セメントを用いた椎体形成術が施行されることが多く，麻痺などの神経症状を呈する症例には，脊椎用の固定金属を用いた脊椎再建・固定術が必要になることが多い．

❖ 画像を診るポイント

　単純X線側面像にて，骨折椎体の楔状化，陥凹椎（魚椎），扁平椎などの椎体圧壊が認められる．受傷直後には明らかな変形が認められないことがあり，臨床症状によって椎体骨折が疑われる症例には，CTやMRI検査と1〜2週後に単純X線撮影を再度実施することが望ましい（**図2-1-24**）．偽関節の診断には，単純X線やCT検査における椎体内のクレフト（cleft〈隙間〉）の出現が参考になる（**図2-1-25，図2-1-26**）．新鮮圧迫骨折や骨折後の偽関節（骨癒合不全）における単純X線検査では，臥位での側面像と立位もしくは坐位での側面像とを比較することが有用である．この両者間の比較において，椎体高に違いが認められる症例や，臥位の撮影で認められた椎体内のクレフトが立位や坐位の撮影で消失する症例（**図2-1-25**）は，骨癒合が得られていない椎体であると判断できる．

図2-1-24　受傷急性期の腰椎単純X線側面像

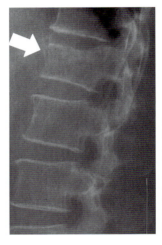

a　受傷直後
明瞭な椎体骨折は認められないが，矢印で示す椎体前面の骨皮質の不整（骨折）像が確認でき，他の椎体と比較して椎体高が若干低いことが確認できる．

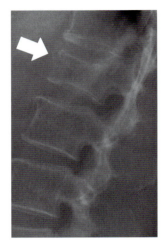

b　受傷1週後
受傷直後の単純X線と比較して，椎体前面の骨皮質の不整（矢印）や椎体高の減少が明確である．

図2-1-25　受傷2か月後の腰椎単純X線側面像

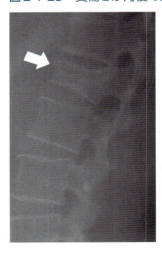

a　仰臥位で撮影
仰臥位により胸腰椎移行部が伸展姿勢となり，椎体内クレフト（矢印）が明瞭になる．

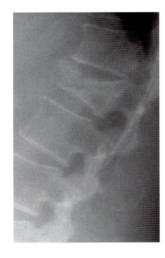

b　坐位で撮影
坐位では骨折部に荷重がかかるため，骨折椎体内クレフトが圧縮され確認しにくくなる．

図2-1-26 受傷2か月後の腰椎CT画像

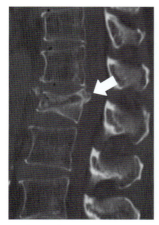

a 矢状断像
椎体内クレフトと椎体後壁の損傷（矢印）が認められる．

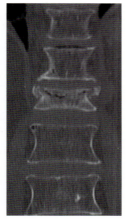

b 冠状断像
隣接する椎体と比較して椎体高が明らかに減少している．

図2-1-27 バルーン椎体形成術（BKP）

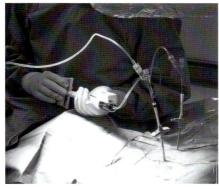

a 手術手技
経皮的に椎体内に器具を挿入して，骨セメントを椎体内に充填している．

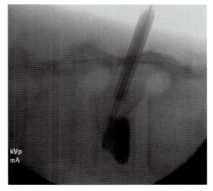

b 術中X線透視像
骨折椎体内にセメントが充填されていることが確認できる．

図2-1-28　術後の腰椎単純X線画像

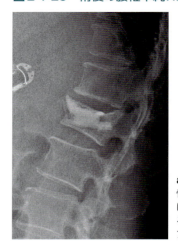

a　側面像
骨セメントが椎体内に十分充填されていることで椎体内クレフトは消失している．

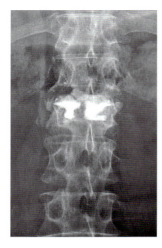

b　正面像
椎体内に左右ほぼ均等にセメントが充填されている．

図2-1-29　術後の腰椎CT画像

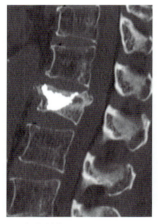

a　矢状断像
骨セメントが椎体内に十分充填されている．

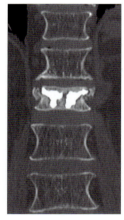

b　冠状断像
術前（図2-1-26）と比較して椎体高の減少も改善している．

❖ 予後予測

　腰椎椎体骨折は一般的に良好な経過をたどる．しかし，椎体後壁の損傷がある骨折，胸腰椎移行部における骨折，MRI T2強調像にて骨折椎体部が広範に低信号を呈する症例や限局的な高信号域を呈する症例は，偽関節になる危険性が高いといわれている[14]．保存的治療をしても腰痛が改善されない症例場合に施行される経皮的椎体形成術は，低侵襲であり除痛効果にも優れた有用な治療法である．この症例においても，椎体内のクレフトを埋めるように十分にセメントが充填されており（図2-1-28，29），偽関節による局所不安定性は消失して術後経過は良好であった．Takahashiらは，経皮的椎体形成術は骨折受傷後2か月以内の施行により除痛効果が高まることを報告している[15]．

第2章　画像情報とケーススタディ

PT

理学療法経過

受傷後2日目（受傷日をXとし，X＋2日）

評　価

　体幹ギプスを装着していた．起居動作時に腰痛は認められたが，起立および立位時には持続性の腰痛は認められなかった．筋力は両下肢ともにMMTで5と左右差は認められず，麻痺は認められなかった．起居動作は見守りにて可能であり，背臥位から側臥位を経由して端座位への移行が可能であった．歩行器歩行は見守りで，トイレまでの往復30mの歩行が可能であった．

目　標

　短期目標：骨折部が安定するまで基本的動作および歩行などの能力の維持．
　長期目標：自宅退院が可能となるための歩行およびADL能力の獲得．

プログラム

　プログラムは大腿四頭筋，ハムストリングス，腓腹筋などの筋力増強運動，寝返り，床からの立ち上がりなどの床上動作，椅子からの立ち上がり，歩行（平行棒内歩行から歩行器歩行，杖歩行など），トイレ動作，段差昇降練習（玄関の段差である15cmを目標にした）とした．

臨床判断

　体幹ギプス装着以外の安静保持の必要性は特になかったが，担当医より起立・歩行などの運動負荷によって椎体圧壊が進行するリスクがあるとの指摘があった．本症例は，下肢の麻痺が認められず，基本的動作および歩行能力が見守りで可能であった．

経　過

　腰痛の増悪は認められなかったが，受傷後1週後の単純X線画像にて椎体圧壊の進行が認められた．そのため歩行時は歩行器の使用を続けることとした．その後，新たな腰痛や麻痺の出現は認められず，独歩の練習を再開し，ADL動作の練習を続けた．
　X＋21日に自宅退院となり，X＋30日に体幹ギプスから体幹の硬性コルセットの装着を開始した．その後も自宅療養を続け，外来での理学療法は実施していなかった．X＋90日の時点で椎体骨折部に偽関節が認められたため，手術目的にX＋97日に再入院した．

留意点

　骨折部の状態が安定するまで下肢筋力の低下を予防し，歩行能力を維持する．

▶ 連携のポイント

　病棟における洗体，更衣動作は能力的に可能であるが，中でも体幹を前屈して同時に回旋する動作は椎体圧壊が進行するリスクがあるため，これらの動作を部分介助で行う必要があるとの情報を看護師と共有し，ADL遂行上の腰部への過負荷の予防に努めた．

5-腰椎圧迫骨折　57

偽関節に対する手術後（X＋101日）

評　価

　手術前の腰痛は疼痛の数値的評価スケール（NRS）で7であったが，術後は3に改善した．麻痺の出現や筋力の左右差は認められず，筋力は全てMMTで5であった．起居動作および立位保持は，硬性コルセットを装着して見守りにて可能であった．

目　標

　自宅退院に向けた歩行能力（連続歩行距離100m，杖歩行または伝い歩きおよび玄関段差15cmの昇降が可能となること）の獲得，ADL能力の獲得（体幹の過度な屈曲・伸展・回旋を伴わない起居動作，更衣・洗体動作の自立）．

プログラム

　プログラムは寝返り，起居動作，起立，歩行（平行棒内歩行から歩行器歩行，杖歩行など），トイレ動作，段差昇降（玄関の段差である15cmを目標にした），床からの立ち上がりなどの床上動作練習とした．

臨床判断

　保存療法を行ったが効果がなく，骨折後に椎体に偽関節が認められたため手術が施行された．担当医から手術によって骨折部の不安定性の改善が認められ，術後早期に歩行，ADL練習を開始する処方を受けたため，練習量を増やすなど，理学療法を積極的に施行することで，ADL能力が早期に改善するものと考えられた．

▶ 連携のポイント

　担当医より，椎体内のセメント充填が良好であり，術後は保存療法時のような運動負荷の制限は不要であることが伝えられた．そのため，自宅退院に向けて歩行，ADL練習を積極的に進めることが可能となり，術後1週間という短期間で自宅に退院することができた．

今後の課題・反省点

　初回入院時の体幹ギプス装着時には，椎体圧壊のリスクについて注意したが，退院後の自宅でのADL指導が不十分であったため，運動などによる腰部への負荷量が増加する可能性がある．そのため，2回目の退院後は外来理学療法を継続した．初回退院後のホームプログラム指導の際に，その内容に関する患者の理解度を確認する必要があったと思われる．

6 腰椎椎間板ヘルニア

❖ 症例紹介

性　別：男性
年　齢：30歳代
職　業：会社員
社会的背景：1人暮らし
経過の概要：約2年前，ウェイクボードでの遊戯中，着水時に腰痛が出現した．その後，徐々に左下肢の痺れ感覚を自覚するようになった．腰痛は次第に軽減したが，左大腿後面部から下腿後面部にかけての疼痛，痺れ感覚が約10分ほどの歩行で増悪するようになったため，受傷から約1年後にA病院を受診した．MRIで，L5/S1高位の椎間板ヘルニアによる左S1神経根の圧排が確認された．左下肢伸展挙上テストは45°であり，腰椎椎間板ヘルニアによる左S1神経根症状と診断された．4か月間の非ステロイド性消炎鎮痛薬の投与や硬膜外ブロックなどの保存療法でも症状は軽快せず，受傷から1年4か月後に内視鏡下椎間板摘出術（Micro endoscopic discectomy：MED）が施行された．術後，疼痛の速やかな消失が認められた．理学療法処方にて，術後2週間で自宅退院となった．痺れ感覚は術後3か月の経過で徐々に軽減している．
既往歴：特記事項なし

❖ 疾患の病態

　腰椎椎間板ヘルニアは，線維輪の断裂部から髄核や終板などの椎間板組織が後方に突出，または脱出し，硬膜管や神経根を圧迫し症状を引き起こす疾患である．自覚症状として腰痛や臀部から下肢にかけての疼痛，痺れ感覚などが認められ，下肢の筋力低下をきたすこともある．巨大な正中ヘルニアでは膀胱直腸症状を呈することもある．20歳代から40歳代に多く発症し，好発部位はL4/5，L5/S1レベルである[16]．

　単純X線像ではヘルニアそのものは描出できず，MRI検査が診断に最も有用な画像検査となる．診断では，画像所見と神経学的所見が一致することが重要であり，神経根ブロックによって得られた所見も高位診断の一助となる．

　多くの症例は自然経過や保存療法で回復し，手術に至ることは少ない．治療は安静，非ステロイド性抗炎症薬などの薬物療法，温熱療法，ストレッチングなどの理学療法が実施される．疼痛が強い症例には神経根ブロックや硬膜外ブロックが有効である．遊離脱出したヘルニアやガドリニウム造影剤を用いたMRI画像で造影効果が認められるヘルニアは自然消退することが多いと報告されている[17,18]．治療の第一の選択は保存療法であるが，保存療法の期間に一定の見解はなく，疼痛の度合い，スポーツ活動や仕事，学業など社会参加を考慮し，個々の症例に応じて手術適応が決定される．膀胱直腸症状や高度な下肢筋力低下を認める症例には早期の手術が推奨される[19]．

　手術療法はLove（変）法が一般的であり，侵襲性の低い手術として顕微鏡下椎間板摘出術（Micro Love）や内視鏡下椎間板摘出術（MED）が施行されている．最近では，侵襲性のより低い術式として経皮的内視鏡下椎間板摘出術（Percutaneous endoscopic discectomy：PED）が報告されている．手術の低侵襲化によって早期退院が可能となり，術後のセラピーも短縮されている．

しかし，椎間板に対する侵襲は術式間での差は認められず，いずれの手術においてもスポーツ復帰までに要する期間は8～12週間である．

❖ 治療

L5/S1高位の背側正中に18mmの切開でMEDが施行された．内視鏡下に黄色靱帯を一部切除し，左S1神経根直下のヘルニアを摘出．

❖ 術後の経過

術後は疼痛が徐々に軽減し，疼痛の度合いに対応したADL範囲を拡大することとした．術後2日目にドレーンを抜去した後，歩行を許可した．疼痛は術後1週間でほぼ消失し，下肢の痺れ感覚は術後1か月ほど持続したが，術後1年で患肢の違和感のみとなり，スポーツ活動への参加も可能となっている．

❖ 画像を診るポイント

MRI画像にてL5/S1高位に椎間板の後方へのヘルニアの突出と硬膜管および左S1神経根の圧迫が認められる（図2-1-30）．

図2-1-30　MRI T2強調画像

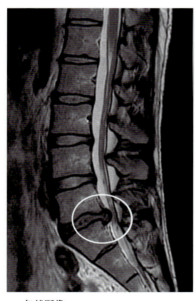

a　矢状断像
椎間板が後方に突出していることが確認できる（白線で囲んだ部分）．

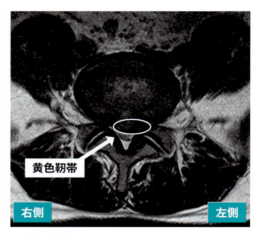

b　水平断像
硬膜管の左寄りにヘルニアが認められる（白線で囲んだ部分）．

図2-1-31　内視鏡モニターによる術中所見

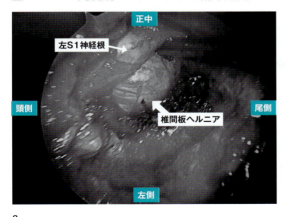 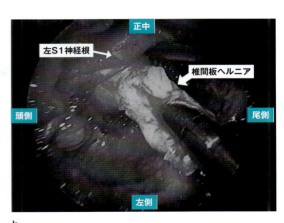

a
左S1神経根を正中側に移動させると膨隆した椎間板が認められる．

b
椎間板ヘルニアを摘出している．

❖ 予後予測

　疼痛は術後速やかに軽減するが，痺れ感覚の軽減には数週間を要することがある．また，下肢筋力の低下や膀胱直腸症状は術後も残存する可能性があるため，このような症状が認められる症例には早期の手術が必要となる．再手術例を再発ヘルニアとすると，この発症率は術後1年で約1％，術後5年で約5％である．

PT

理学療法経過

X + 2日（手術日をXとする）

評　価

　ドレーン抜去後に軟性コルセットを装着．安静時痛は認められなかったが，左のSLRテストで左臀部から下腿にかけて鈍痛が認められ，左SLRの角度は20°程度であった．痺れ感覚が左大腿部から足部にかけて持続的に出現し，筋緊張の亢進が左傍脊柱起立筋群に認められた．MMTの結果は，腸腰筋では右5，左5，大殿筋では右5，左4，大腿四頭筋では右5，左4，大腿二頭筋では右5，左4，前脛骨筋では右5，左4，長趾伸筋では右5，左4，長母趾伸筋では右5，左4であった．歩行器にて自立歩行が可能で連続歩行距離は20m程度であったが，疲労によって下肢の痺れが増悪することが確認された．ADLは，歩行器を使用してトイレまで移動することやズボン・パンツの上げ下げなどの動作が自力で可能であった．

課　題

　心身機能・構造は左臀部から下腿にかけてS1支配領域にほぼ一致した鈍痛，左大腿部から足部にかけての持続的な痺れ感覚，左下肢の筋力，活動は歩行能力，ADL能力低下であった．

目　標

1) 疼痛・痺れ感覚の軽減
2) 軟性コルセットの装着方法習得
3) 腰部に負担の少ない起居動作（起き上がり動作・立ち上がり動作）の獲得
4) 歩行器歩行・病室内ADLの獲得

プログラム

　疼痛をコントロールしながら寝返り，起き上がり，座位，立ち上がりなどの各種動作練習とした．

臨床判断

　一般に術後早期は疼痛や痺れ感覚が残存していることが多いが，疼痛と痺れ感覚が強くなければ，軟性コルセットを装着して速やかに離床を図ることとする．歩行は歩行器を使用してトイレまで許可する．ヘルニアの再発や血腫形成を予防するため，術後4日間ほどは病室内での生活を中心とする．

> ▶ 連携のポイント

　安静度や残存症状の有無について担当医に確認する．看護師と軟性コルセットの装着方法，疼痛に応じた起居動作の方法および病棟内ADLの情報を共有する．

X + 3日〜

評　価

　前回の評価と同様，左SLRによる左臀部から下腿にかけての鈍痛，左傍脊柱起立筋の緊張亢進，左大腿部から足部にかけての持続的な痺れ感覚が認められ，左SLRの角度は20°であった．

62　Ⅰ　運動器系疾患

MMTの結果は腸腰筋では右5，左5，大殿筋では右5，左4，大腿四頭筋では右5，左4，大腿二頭筋では右5，左4，前脛骨筋では右5，左4，長趾伸筋では右5，左4，長母趾伸筋では右5，左4であった．歩行は自立であったが，連続歩行距離が20mほどで疲労による下肢の痺れ感覚の増悪が認められた．

課　題

心身機能・構造は左臀部から下腿にかけてS1支配領域にほぼ一致した鈍痛，左大腿部から足部にかけての持続的な痺れ感覚と疲労に伴う増悪，左下肢の筋力，活動は歩行能力，ADL能力低下であった．

目　標

1）独歩での連続歩行距離の延長（病室からトイレまでの移動）
2）疼痛・痺れ感覚のコントロール
3）腰部に負担の少ない姿勢・動作の獲得

プログラム

ハムストリングスと股関節周囲筋のストレッチング，腹筋と股関節周囲筋の筋力増強運動とした．

臨床判断

病棟内での移動を歩行器歩行から独歩へと改善し，疼痛や痺れ感覚などの症状が残存していることもあり，下肢筋のストレッチングは緩徐に行うこととした．腹筋と股関節周囲筋の筋力増強運動は，当該運動による椎間板内圧への影響を考慮し等尺性収縮より開始し，疼痛や痺れ感覚の状況を考慮しながら運動範囲を徐々に広げていくこととした．

▶ 連携のポイント

安静度や残存症状の有無について担当医に確認する．看護師と軟性コルセットの装着方法，疼痛に応じた起居動作の方法および病棟内ADLの情報を共有する．

退院時（X + 14日）

評　価

体幹前屈時や左SLR時に左臀部から下腿部にかけての鈍痛が認められ，左SLRの角度は50°であった．筋緊張亢進が左傍脊柱起立筋群に確認でき，左大腿部から足部にかけて持続的なに痺れを訴えていた．MMTの結果は，腸腰筋では右5，左5，大殿筋では右5，左4，大腿四頭筋では右5，左4，大腿二頭筋では右5，左4，前脛骨筋では右5，左4，長趾伸筋では右5，左4，長母趾伸筋では右5，左4であった．独歩で100m以上の歩行が可能であった．

課　題

心身機能・構造は左臀部から下腿にかけてS1支配領域にほぼ一致した鈍痛，左大腿部から足部にかけての持続的な痺れ感覚，左下肢の筋力，活動は歩行能力，ADL能力低下であった．

目　標

1）職場復帰へ向けた諸動作の確認
2）疼痛が発生しにくい動作の獲得
3）自主的運動の習得

プログラム

　ハムストリングスと股関節周囲のストレッチング，腹筋と股関節周囲の筋力増強運動とした．また，退院後の生活に向けて重量物の持ち上げ方法や作業姿勢と本症例の自宅において継続する筋群のストレッチングや体幹筋の筋力増強運動などの方法を教示した．

▶ 連携のポイント

　職場復帰に向けた禁忌動作の確認や作業強度の確認を担当医と行うことが必要となる．

今後の課題・反省点

　左臀部から下腿部にかけての疼痛や左大腿部から足部にかけて痺れ感覚は徐々に軽減し，術前の症状がほぼ消失したことが確認された．今後は，股関節周囲筋やハムストリングスの柔軟性を改善するための運動や体幹筋の筋力増強運動を継続する．職業復帰においては，事務作業や軽作業などから開始し，今後1か月を目処に完全復帰を目指す．本症例が自宅で継続する運動は，持続可能な簡単なストレッチングや体幹筋の筋力増強運動を課し，軽い負荷から始めて，改善度合いに応じてプログラム内容を変更する．

参考文献

1）池上博泰：上腕骨近位部骨折．冨士川恭輔，他（編），骨折・脱臼　改訂4版，南山堂，2018，pp363-379
2）Codman EA：The Shoulder．Thomas Todd，Boston，1934，pp313-331
3）Neer CS 2nd：Displaced proximal humeral fractures．Ⅰ．Classification and evaluation．J Bone Joint Surg Am 52：1077-1089，1970．
4）豊田佳世，他：乳がん術後の関節可動域改善難渋症例におけるリスク因子の検討．国立大学リハビリテーション療法士学術大会誌 39：114-116，2018
5）吉村典子：一般住民における運動器障害の疫学―大規模疫学調査 ROAD より．THE BONE 24：39-42，2010
6）Vertullo CJ，et al.：The effect of surgeon's preference for hybrid or cemented fixation on the long-term survivorship of total knee replacement．Acta Orthop 12：1-7，2018．
7）合田明生，他：軽度認知障害が疑われる大腿骨頚部骨折入院患者の退院時認知機能に影響する因子の探索．日本早期認知症学会誌 7：59-65，2014
8）荒井美帆，他：大腿骨頚部骨折の看護．リハビリナース 5：266-275，2012
9）猪飼哲夫：転倒予防介入の有効性と課題．MB Med Reha 150：59-65，2012
10）史野根生：膝前十字靭帯損傷．越智隆弘，他（編），最新整形外科学大系　第1版，中山書店，2007，pp270-276
11）Salmon L，et al.：Incidence and risk factors for graft rupture and contralateral rupture after anterior cruciate ligament reconstruction．Arthroscopy 21：948-57，2005
12）Janssen RP，et al.：Intra-articular remodeling of hamstring tendon grafts after anterior cruciate ligament reconstruction 22：2102-2108，2014
13）Kvist J：Sagittal tibial translation during exercises in the anterior cruciate ligament-deficient knee．Scand J Med Sci Sports 15：148-158，2005
14）Tsujio T，et al.：Characteristic radiographic or magnetic resonance images of fresh osteoporotic vertebral fractures predicting potential risk for nonunion．Spine 36：1229-1235，2011．
15）Takahashi S，et al.：Differences in short-term clinical and radiological outcomes depending on timing of balloon kyphoplasty for painful osteoporotic vertebral fracture．J Orthop Sci 23：51-56，2018．

16) Davis RA：A long-term outcome analysis of 984 surgically treated herniated lumbar discs．J Neurosurg 80：415-421，1994

17) Komori H，et al．：Contrast-enhanced magnetic resonance imaging in conservative management of lumbar disc herniation．Spine 23：67-73，1998

18) Jensen MC，et al．：Magnetic resonance imaging of the lumbar spine in people without back pain．N Engl J Med 331：69-73，1994

19) Ahn UM，et al．：Cauda equina syndrome secondary to lumbar disc herniation：a meta-analysis of surgical outcomes．Spine 25：1515-1522，2000

20) 佐藤峰善，他：腰椎椎間板ヘルニア摘出術．島田洋一，他(編)：改定第2版　整形外科　術後理学療法プログラム．メジカルビュー社，2014，pp22-29

21) 園部俊晴，他：腰椎椎間板ヘルニアに対する術後のリハビリテーション．改訂版　スポーツ外傷・障害に対する術後リハビリテーション．運動と医学社，2013，pp156-178

II 神経系疾患

1 脳出血1（右被殻出血）

❖ 症例紹介

性　別：女性
年　齢：60歳代
職　業：自営業
経過の概要：突然ふらつき感を訴えた後，歩行困難となった．当院へ救急搬送された．意識レベルは，Japan coma scale（JCS）にて10，血圧 243/106 mmHg，脈拍 72/分．右共同偏視，左片麻痺あり．頭部CT検査にて脳出血を認めた（**図2-2-1**）．
既往歴：特記事項なし．

❖ 疾患の病態

　高血圧性脳出血の症例である．高血圧性脳出血は，高血圧の持続を一因とした脳内穿通枝動脈の病的変化に基づき，その7～8割が，レンズ核線条体動脈（シャルコーの脳卒中動脈）の破綻によって，被殻および視床に生じる．脳出血による神経組織損傷は，血腫による直接の神経組織の破壊と血腫周囲での脳浮腫，頭蓋内圧亢進および血腫圧迫による灌流圧低下による虚血に伴う二次性の損傷機転に起因する．また，脳室穿破（血腫が脳室壁を突き破り，脳室内に血液が漏れ出ること）によって，水頭症（脳脊髄液循環不全）を併発することがある．

❖ 治　療

　再出血などによる血腫の増大は約20%の症例に診られ，急性期での血圧コントロールを要する．ガイドラインでの降圧目標値は，収縮期血圧140 mmHg未満とされている．外科的治療は，血腫量が31mL以上の被殻出血で，JCS20～30程度の意識レベルの低下を伴う症例では，定位的脳内血腫除去術が推奨されている．また，血腫の脳室穿破によって，脳室拡大の強いものには脳室ドレナージ術を考慮してもよいとされている[1]．本症例では，CT上，血腫量は21.8mLであり，脳室穿破はあるものの水頭症への進行はなく，翌日の意識レベルはJCS1と改善し，CT上も出血の増大はなかったため手術療法の適応はなかった（**図2-2-2**）．薬物療法による血圧コントロールのもと，運動の禁忌となる心疾患や全身合併症がないことを確認し，リハビリテーション・プログラムを開始し，最終的に杖と短下肢装具にて歩行は監視レベル，また，入浴以外のADLはほぼ自立に至り，発症5か月後に自宅退院となった（**図2-2-3**）．退院後は，介護保険下での訪問・通院リハビリテーションを予定している．

❖ 画像を診るポイント

図2-2-1　発症当日の頭部CT像

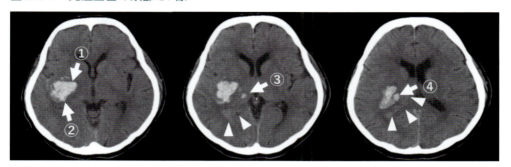

CT画像では，白い部分は高吸収域（High density area），黒い部分は低吸収域（Low density area）と称される．血腫は急性期に高吸収域を示し，血腫周囲に低吸収域の浮腫が認められた．本症例では，血腫は被殻（矢印①）から，内包後脚（矢印②）・一部視床（矢印③），放線冠（矢印④）にわたって存在し，さらに，側脳室への穿破（脳室に血腫が破れ出ること）（矢印頭）も認められた．被殻出血のCT分類（後述）においてVb型に相当する．本症例では，脳室へ穿破した血腫量は比較的少なく，水頭症併発の可能性は低いが，留意しておく必要がある．

図2-2-2　発症2週間後の頭部CT像

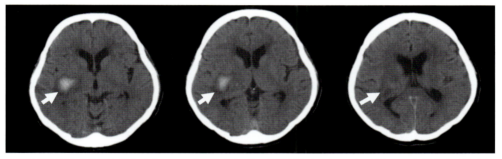

血腫は辺縁部から低吸収域に変化していた（矢印）が，血腫が消失したわけではない．水頭症は確認されていない．

図2-2-3　発症5か月後の頭部CT像

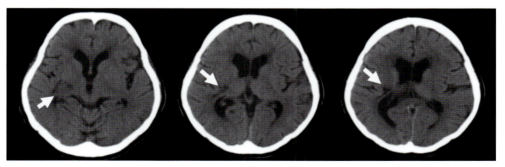

血腫は吸収され（矢印），脳浮腫も消失していた．

❖ 予後予測

　被殻出血症例における画像診断からの予後予測にあたっては，血腫量，血腫の存在部位および脳室穿破の有無が参考になる．

血腫量は，血腫量（mL）＝ 最大長径（cm）× 最大短径（cm）× スライス厚（cm）× スライス数 × 0.5の概算式で求められる．血腫量60mL以上では脳ヘルニアを惹起する危険性があり，致死的になりうる．歩行自立率やADLの予後は，血腫量との相関が指摘されている[2]．自立歩行に至る割合は，血腫量20mL未満 では約8割，20〜39mLでは約7割，40〜79mLでは約5割，80mL以上では約3割と報告されている．ADL予後も血腫量の増大とともに不良となり，血腫量10mL以下では約7割，11〜30mLでは約4割の対象者が自立生活に至るが，31mL以上では何らかの介助を要することが多い[2][3]．本症例ではCT上，最大長径3.36 cm，最大短径2.59 cm，スライス厚 0.5 cmの画像で，10スライスにわたって血腫が認められた．よって，血腫量は3.36 × 2.59 × 0.5 × 10 × 0.5 ＝ 21.8 mL と概算された．血腫量から本症例は，歩行自立，ADLは自立から一部介助レベルに至る可能性が高いものと予測された．

血腫の存在部位および脳室穿破の有無について考えるうえで，脳卒中の外科研究会による被殻出血のCT分類が有用である（**表2-2-1，図2-2-4**）．内包後脚には，錐体路と体性感覚路があり，同部に損傷をきたすIII型以上では，反対側の運動麻痺および感覚異常の回復は困難となる．また，脳室穿破を伴うと歩行およびADL予後ともに不良となる傾向がある[3]．本症例は，Vb型に相当するが，脳室穿破の血腫量は少なく，Va型に近いものと考えられ，歩行，ADLは一部介助レベルに至るものと予測された．なお，本症例では，急性期には左半側空間失認やpusher症状を呈することが予想されたが，血腫は大脳皮質下までは及んでおらず，経過とともに改善し，水頭症を併発することもなく，他の高次脳機能低下もきたさないものと予測された．

表2-2-1　脳卒中の外科研究会による被殻出血のCT分類と歩行・ADL予後

分類	損傷範囲	歩行自立率	ADL自立率
I 型	血腫が内包の外側に限局	100%	約80%
II 型	血腫が内包前脚に及ぶ	80%	約70%
IIIa型	血腫が内包後脚に及び，脳室穿破を伴わない		50%強
IIIb型	血腫が内包後脚に及び，脳室穿破を伴う	60〜70%	40%
IVa型	血腫が内包前・後脚に及び，脳室穿破を伴わない		30%未満
IVb型	血腫が内包前・後脚に及び，脳室穿破を伴う	30〜40%	
Va型	血腫が視床または視床下部に及び，脳室穿破を伴わない	60〜70%	
Vb型	血腫が視床または視床下部に及び，脳室穿破を伴う	30〜40%	

図2-2-4 脳卒中の外科研究会によるCT分類（被殻出血）

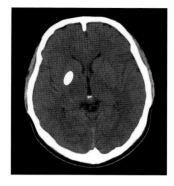

Ⅰ型：血腫が内包の外側に限局

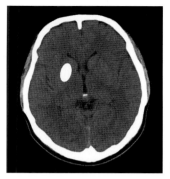

Ⅱ型：血腫が内包の前脚に及ぶ

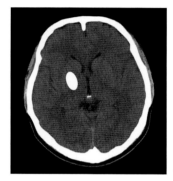

Ⅲa型：血腫が内包の後脚に及ぶ

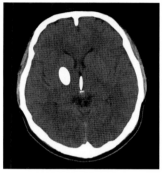

Ⅲb型：血腫が内包の後脚に及ぶ＋脳室穿破

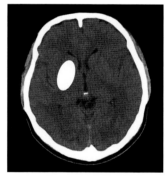

Ⅳa型：血腫が内包の前・後脚に及ぶ

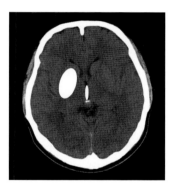

Ⅳb型：血腫が内包の前・後脚に及ぶ＋脳室穿破

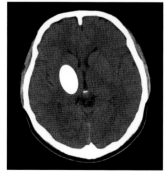

Ⅴa型：血腫が視床または視床下部に及ぶ

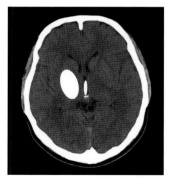

Ⅴb型：血腫が視床または視床下部に及ぶ＋脳室穿破

急性期(第2病日)

PT 理学療法経過 / OT 作業療法経過

評価

PT: 安静度はヘッドアップ90°まで可能であり、意識レベルはJCS2．常時開眼しているが見当識低下を認めた．運動麻痺は左片麻痺を呈し、Brunnstrom stage（BRS）左下肢Ⅱ．随意運動はなく、連合反応の出現を認めた．MMTは体幹2、右下肢4であった．左下肢の表在と深部感覚はともに脱失．筋緊張は体幹・左下肢に低緊張を認めた．ADLは寝返り動作のみ自立であり、その他基本動作はベッド上安静により非実施であった．食事は絶食、排泄は尿道カテーテルを留置していた．病前のADLは自立しており、家族と自営業を営み、家事全般を担っていた．

OT: 安静度はヘッドアップ90°、意識レベルはJCS2であった．運動麻痺は左片麻痺を呈し、BRSは上肢・手指がⅡであり、感覚は左上肢手指表在深部脱失であった．高次脳機能は注意機能と短期記憶の低下を認めた．眼球運動は右共同偏視、紐つかみテストは右側50％偏位を示す著明な左半側空間無視を認めた．
基本動作は寝返りが介助であり、その他基本動作は非実施であった．ADLは食事が絶食、その他も全介助であった．
心理面では家族で経営している自営業を気にする発言が多く聞かれた．病前は夫と2人暮らしであり、当人は余暇活動がなく、主に仕事と家事に専念する生活であった．

課題

PT: 麻痺側下肢随意性低下、麻痺側下肢感覚鈍麻、体幹・下肢筋出力低下、意識低下、体幹筋緊張低下、ベッド上安静による基本動作筋力低下

OT: 意識低下、左上肢・手指随意性低下、感覚鈍麻、左半側空間無視、注意機能低下、記憶低下、基本動作・ADL全介助、IADL全介助

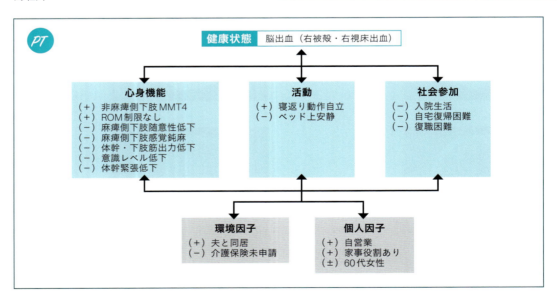

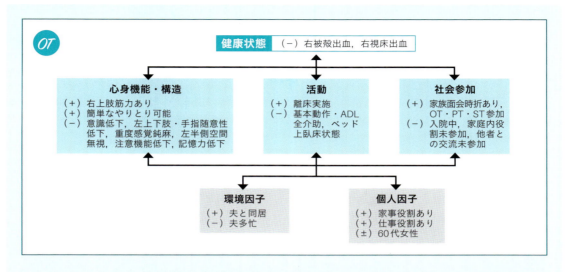

目標

短期目標：意識改善，離床拡大，麻痺側下肢随意性向上を図り，基本動作軽介助・長下肢装具歩行の介助量軽減．

長期目標：起居動作自立．手すり使用にて起立・立位見守り，移乗・排泄動作は軽介助．

短期目標：意識改善，離床拡大，左半側空間無視軽減，麻痺側上肢随意性向上，座位・立位・移乗・排泄・食事中等度介助．

長期目標：手すりを把持させての座位・起立・立位監視，移乗・排泄軽介助，食事自立．

プログラム

廃用によるROM制限の予防のため，四肢に対するROM運動，麻痺側下肢随意性向上を図るため，ブリッジ，キッキング運動による神経筋促通手技運動実施した．また，起居動作を中心とした基本動作練習，練習用金属支柱付き長下肢装具を用いて立位・歩行練習を実施した．

離床練習，日付・場所の見当識課題，左上肢・手指のROM運動と神経筋促通，視覚走査課題として左側の注意喚起や目的物の探索，基本動作練習として右側からの起き上がり動作や座位での輪入れを通じた重心移動・姿勢保持練習，手すりを把持しての起立・立位保持練習，トイレでの排泄などADL動作練習や食器や手すりの位置などの環境調整．

臨床判断

広範な被殻・視床の出血により意識低下，記憶や注意機能低下，眼球共同偏視，左半側空間無視，運動麻痺や感覚鈍麻が生じていると考えられた．重度な機能不全によって基本動作・ADLに介助を要した．また，家族は仕事が多忙であり家族の介助力が期待できないため，家族のADL介助量軽減，また当人による最低限のADL自立が必要と考えられた．そのため，早期に当人用の金属支柱付き長下肢装具を作製し，立位・歩行練習中心の介入が必要であると考えた．

経過

安静度の基準指示に従い離床練習を進め，第4病日に端座位保持練習，第5病日に車い

開始当初，安静度や嘔気のため離床困難であった．第4病日に安静度拡大，嘔気も軽減し，

す乗車練習および起立・立位練習，第10病日に歩行練習を開始した．立位および歩行時には麻痺側の膝折れを認めたため，立脚期のアライメントが不良であり，練習用金属支柱付き長下肢装具を用いた．第11病日に当人用の金属支柱付き長下肢装具を作製し，意識レベル改善，体幹・両下肢筋力向上，基本動作能力向上に向け，立位・歩行練習を中心に介入した．また，理学療法開始時より麻痺側下肢随意性向上に向け，神経筋促通手技運動を行い，麻痺側下肢は共同運動を認め，BRS左下肢Ⅲとなった．

基本動作練習を開始した．起き上がりは左上下肢の管理が行えず，端座位・立位では姿勢の崩れや易疲労，さらに，左方向への押し返し現象を認めた．麻痺側上下肢の管理や姿勢保持練習によって，起き上がりは軽介助となったが，座位や立位の安定さを認めた．高次脳機能面では，記憶や注意機能の低下，左半側空間無視を認めた．起居動作は手順に従えず，性急で粗雑さが目立ち，左側の見落としも頻回に認めた．動作方法の学習には反復指導を要した．視覚走査練習や食事時食器を見やすいよう右側に設置するなどの環境調整も行った．これらの動作方法の変更点はその都度病棟職員と情報共有を行った．

▶ 連携のポイント

　担当医，他リハビリテーション職種と情報共有しながらの離床・基本動作・ADL練習を実施した．看護師・介護福祉士へはADL状況の伝達や介助方法を指導した．

回復期（第12病日）

PT 理学療法経過　　　　*OT* 作業療法経過

評　価

　車いすでのリハビリテーション室への出療が可能となった．意識はJCS1．常時開眼していたが，軽度不鮮明さを認めた．運動麻痺はBRS左下肢Ⅲ，共同運動の出現を認めた．MMTは体幹2，非麻痺側下肢5であった．左下肢表在・深部感覚では中枢部は重度鈍麻から末梢部の脱出を認めた．体幹・左下肢は低緊張を認めた．

　ADLは起居動作中に麻痺側上肢の忘れ，側臥位からの起き上がり時にon elbowからon hand移行時に体幹の崩れを認め，軽介助を要した．静的座位は安定していたが，動的座位では麻痺側への崩れを認め，介助が必要であった．起立および立位は手すり使用にて軽介助を要した．非麻痺側下肢優位の荷重であり，麻痺側下肢荷重中の筋活動は認めず，

　安静度は車いす乗車可であり，意識レベルはJCS1であった．運動麻痺は左片麻痺を呈し上肢・手指のBRSがⅡ，感覚は麻痺側上肢・手指ともに表在深部脱失であった．改正長谷川式認知症スケール（HDS-R）は27点，Mini-mental state examination（MMSE）は29点で，特に注意分配性の低下や短期記憶力の低下を認めた．左半側空間無視の紐つかみテストは右側30%偏位を認めた．

　基本動作は寝返り・起き上がりが軽介助であり，座位・立位は静的には手すりを支持し軽介助．動的には麻痺側への姿勢の崩れを認めた．ADLは食事・整容が環境整備の介助であり，排泄は下衣操作が介助，移乗は物的支持し軽介助，更衣・入浴・移動は全介助であった．

麻痺側方向へ荷重すると容易に麻痺側へ崩れを認めた．歩行では裸足および短下肢装具では立脚期で膝折れを認め，自立歩行は困難であった．長下肢装具を用いた歩行では，麻痺側の骨盤を前方へ誘導するとわずかに麻痺側下肢の降り出し可能であった．また，麻痺側立脚期に体幹前屈位となり，体幹正中位保持する中等度の介助を要した．機能的自立度評価（Functional independence measure：FIM）は57/126点（運動項目は35点，認知項目は22点）であった．

心理面では動かない麻痺側上肢を見て涙を流す場面もあり，しばしば眠剤を服用した．さらに，病前行っていた家庭内役割の喪失感に陥り，家族へ負担をかけることへの無念さを頻回に訴えた．

課　題

起居動作・移乗動作は介助が必要であったが，車いす乗車時の座位姿勢の崩れはなく，車いす乗車にて食事可能となった．また，歩行は介助必要であったが，車いす自走し移動可能であった．

意識レベル低下，左上肢手指随意性低下，感覚鈍麻，注意機能低下，短期記憶低下，左半側空間無視，基本動作・ADLに介助を要すこと，精神的な不安感を認めた．

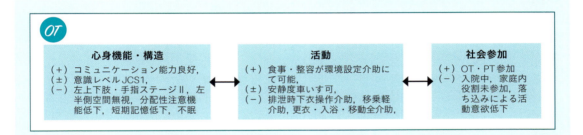

目　標

短期目標：意識改善，麻痺側下肢随意性向上，基本動作の見守り．

長期目標：基本・移乗動作自立．短下肢装具使用にて歩行の見守り．

短期目標：左半側空間無視軽減，寝返り起き上がり自立，座位・立位監視，靴履き・排泄下衣操作・更衣軽介助．

長期目標：移乗・更衣・車いす駆動自立，排泄監視，不安軽減．

プログラム

初期評価時と同様にROM運動，神経筋促通手技練習は継続した．歩行練習で股関節支持機能向上のため長下肢装具を用い歩行練習を継続し，歩行での移動の獲得を目指すため，短下肢装具を用いて歩行練習を実施した．歩行自立後，階段昇降練習および床上動作練習を追加した．

基本動作練習として靴履きなど応用的動作を目指した座位でのリーチ練習や手すりを用いない起立や立位保持練習，ADL動作練習として手順を確認しながらの移乗・排泄・更衣練習とこれらの自主練習を促し，車いすまたは杖での移動，家事動作として洗濯練習や調理練習，心理支持として訴えの傾聴や家事

役割の提案・練習，左上肢手指のROM運動・神経筋促通手技を継続した．

臨床判断

血腫の吸収に伴い，下肢随意性および感覚の改善があり，基本動作・歩行能力の向上を認めたと考える．そのため，短下肢装具へカットダウンを行い，歩行でのADL自立への介入が必要であると考えられた．また，退院後の生活を踏まえて応用的歩行練習の介入も必要と考えられた．

麻痺側上肢手指の随意性低下や感覚鈍麻は残存していることから，機能改善を目的とした運動と共に，非麻痺側上肢中心でのADL動作方法を学習する必要があると考えられた．記憶低下・注意機能低下・左半側空間無視を認め，また，心理的に抑うつ傾向を呈していた．退院後に自らが遂行できる役割再開に向けたアプローチが必要と考えられた．

経　過

基本動作・歩行能力の向上のために，長下肢装具を用いた立位・歩行練習を継続した．第32病日に基本動作・移乗は自立となり，車いすにて棟内自立した．第40病日より金属支柱付き短下肢装具と杖使用にて歩行練習を実施した．麻痺側立脚期時に膝折れは認めなかったが，膝・股関節屈曲位での荷重支持となり，股関節伸展活動は認められなかったので，股関節の支持機能向上を目的とした長下肢装具歩行練習を短下肢装具歩行練習と併用して行った．第69病日には股関節の伸展活動を認め，歩行安定性が向上したため金属支柱付き短下肢装具と杖使用にて歩行自立となった．その後自宅内の移動を想定し，階段昇降練習と床上動作練習を追加した．また，第97病日に当人用のプラスチック型短下肢装具（Ankle foot orthosis：AFO）を作成し，第104病日にAFOと杖使用にて歩行自立した．

回復期転棟時，回復予後や入院中に当人が不在でも夫の生活が成立しているという自身の役割喪失に対して精神的な不安感が認められた．当人の訴えを傾聴しながら退院後の生活を考える機会を提供した．当初は基本動作練習の継続に加え右上肢でのADL動作練習を実施し，自身で行える活動の幅を拡大することを目指した．左右上下方向のさまざまな位置への輪入れを用いた重心移動練習にて座位が安定し靴履きも自立した．更衣は，その手順を工程ごとにイラストに示して提示し，注意機能低下や記憶低下を代償した．手順が記憶された他，自室にも持ち帰り練習することにも繋がり最終的に代償なしで自立になった．その他，左側への注意喚起を促しながらの移動練習にて，車いす駆動，杖での歩行や，移乗も安全にできるようになりトイレでの排泄も自立した．また，当人より家事や入浴活動へのニーズがあり，並行して実施した．

家事では，右上肢での洗濯物干しの成功体験を経た後，当人から自発的に家事活動に挑戦するようになり，調理，掃除活動へと拡大した．未経験だった入浴もシャワーチェアやバスボードを利用した練習にて軽介助で可能となった．これらを契機に当初，転棟で認められた不安症状はなくなった．

第2章　画像情報とケーススタディ

> ▶ 連携のポイント

　看護師や介護福祉士に当人の能力に応じた動作の見守りを依頼した．また，リハビリテーション以外の時間に活動量増加および歩行自立に向け，看護師か介護福祉士の見守りのもと，病棟での歩行練習を依頼した．現時点でのADL状況や心理面についてリハビリテーション職員・看護師・担当医間で情報を共有した．

自宅退院前（第162病日）

PT　理学療法経過

評　価

　歩行は病棟内自立となった．BRSは左下肢Ⅲ，MMTは体幹2，右下肢5であった．

　左下肢表在・深部感覚はともに重度鈍麻を認めた．体幹・股関節周辺の低緊張を認め，左下腿三頭筋の筋緊張亢進を認め，Modified ashworth scale（MAS）1であった．Berg balance scale（BBS）は47/56点．台への足のせ，タンデム立位，片脚立位にて減点を認めた．10m歩行は快適歩行速度が24.2秒（31歩）であり，最大歩行速度が19.4秒（28歩）であった．

　ADLは起居動作・歩行（AFOとT杖使用）は棟内自立した．リハビリテーション以外の時間において積極的に歩行練習を行っていた．屋外歩行は心理的な恐怖感が強く四肢の筋緊張亢進によると思われる，ふらつきを認めたので，監視が必要であった．FIMは121/126点（運動項目は86点，認知項目は35点）であった．

OT　作業療法経過

評　価

　安静度は病棟内杖歩行可．麻痺側上肢・手指のBRSがⅡ，感覚は左上肢・手指の表在重度鈍麻であった．HDS-RとMMSEはそれぞれ30点に改善した．左半側空間無視の評価ではBehavioural inattention test（BIT）通常検査が146点（カットオフ値131点，最高点146点）で改善を認めた．注意機能の評価ではTrial making test（TMT）-Aが142.3秒（60歳代平均時間157.6秒），TMT-Bが193.4秒（60歳代平均時間216.2秒）で改善した．

　基本動作やADLは食事・排泄・移乗・整容・更衣が自立，移動は杖歩行にて自立，入浴は福祉用具利用．前方から足をまたぎ入れさせる軽介助を要した．

　心理面では前向きな発言が多くなった．

課　題

　棟内移動は車いすを使用せず，AFOと杖使用し歩行にて移動可能となった．しかし，杖使用せず，AFOのみではふらつきがあり，監視が必要であった．

　麻痺側上肢・手指随意性低下，入浴・家庭復帰後に求められる家事活動が未経験であった．

OT	心身機能・構造	活動	社会参加
	（＋）意識改善，注意機能改善，記憶改善，左半側空間無視改善，不眠改善 （－）左上肢・手指ステージⅡ	（＋）入浴以外ADL自立，調理・洗濯・掃除可能 （±）入浴軽介助，移動杖歩行屋内自立 （－）職業動作未経験	（＋）家庭内家事役割再開可能 （－）退職

1-脳出血1（右被殻出血）　75

目　標

短期目標：左下肢随意性向上，歩行耐久性向上，屋外歩行能力向上．

長期目標：AFO使用にて歩行自立．

短期目標：家事を自宅環境下で実施し，夫の介助で入浴と，自身でROM運動を行えること．

長期目標：家事として洗濯や調理の自宅環境下で自立，入浴は夫の介助で可能，左上肢の管理ができること．

プログラム

自宅内の家事動作を想定し，AFOのみの歩行練習を追加した．また，AFOと杖を使用し，屋外歩行練習を実施した．

入浴練習と家族への介助方法指導，家事道具の選定（釘付きまな板・物品移動用の台車），調理・洗濯・掃除練習，家屋評価，ROM運動や神経筋促通手技の自主練習指導．

臨床判断

麻痺側上肢・下肢・手指随意性や感覚鈍麻は改善せず，今後も残存し，自宅退院後は左上肢手指の管理や自主練習が必要と考えられた．ADL動作・IADL動作では院内での動作は可能となったが，自宅環境下での自立が必要と考えられた．しかし，入浴，屋内歩行は介助を要し，家族指導が必要となると考えられた．

経　過

自宅退院の時期が決定し，退院後の生活を想定して理学療法士・作業療法士，家族・当人同行のもと家屋評価を行った．自宅内の移動ではAFOとT杖使用にて歩行を行い，台所周辺の移動はAFOのみの歩行を指導した．また，玄関前の段差では昇降時の安全性を考慮して手すりの設置を提案した．自宅退院前の外泊体験によって，自宅内の移動方法を再確認することができた．屋外での移動は，家族による見守りのもとで許可した．自宅退院時に地域包括支援のケアマネジャーには，これまでの理学療法経過や自宅で実施する自主トレーニング課題の申し送りを行った．

第120病日後，退院時期が決定し，家族・当人同行のもと家屋環境の評価・環境整備を行った．当日，自宅で調理や洗濯を行い食器や洗濯物の移動，段差昇降の必要性を確認した．家族には当人が可能な家事動作を確認してもらい，自宅内で当人の役割を持つことが自己有能感の向上や活動性の維持向上に重要であることを説明した．

家事は実施方法の検討や練習にて可能となった．物品の安全な移動は，袋やカートを利用し，調理は釘付きまな板を用いることや，固い野菜は電子レンジで柔らかくしてから切るなど調理の工夫の指導，キッチンカウンターにつかまりながらの移動練習をした．洗濯は低い物干し台を用い，掃除は軽い素材の簡易的モップを用いて練習した．入浴は福祉用具を用いた方法を家族に指導し，夫の介助によって可能となった．退院前には自主練習方法を指導したが，その直前には外泊を経験してもらった．さらに，退院時にはケアマネジ

第2章 画像情報とケーススタディ

ャーに対し，作業療法プログラム内容の経過
や今後の生活状況の申し送りを行った．

▶ 連携のポイント

　家族に対して入浴介助方法の指導，屋外歩行の介助指導，自宅内環境整備や道具購入，見学に
よる当人の家事動作能力の確認を依頼した．さらに，ケアマネジャーに対してリハビリテーション・
プログラム内容や今後の自宅生活についての情報提供を行った．地域カンファレンスにおいて
ADL状況や当人の家族に負担をかけたくないという意思，家事役割再開による自己有能感の向
上と活動性維持の必要性を伝達した．

今後の課題・反省点

　AFOとT字杖使用にて屋内歩行は自立し
たが，屋外歩行は恐怖感があり，屋外歩行の
獲得には至らなかった．自宅周囲の屋外を想
定した歩行練習や屋外歩行練習が必要であっ
た．また，自営業の社会参加を想定した不整
地での実践的な移動練習を行う必要があった．

　症例の意思を確認したうえで，ADL自立
や家事役割の再開を目指したが，当人が考え
ていた役割は家事遂行に留まらず，自営の仕
事への復帰も希望していたことが後でわかっ
た．仕事の業務内容を考慮したうえで，当人
が貢献できる就労活動の参加も提案して，地
域包括ケア担当者に申し送ることが必要だっ
たと考えられた．

1-脳出血1（右被殻出血）　77

2 脳出血2（右視床出血）

❖ 症例紹介

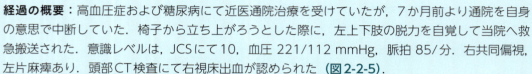

性　別：男性
年　齢：60歳代
職　業：自営業
経過の概要：高血圧症および糖尿病にて近医通院治療を受けていたが，7か月前より通院を自身の意思で中断していた．椅子から立ち上がろうとした際に，左上下肢の脱力を自覚して当院へ救急搬送された．意識レベルは，JCSにて10，血圧 221/112 mmHg，脈拍 85/分．右共同偏視，左片麻痺あり．頭部CT検査にて右視床出血が認められた（図2-2-5）．
既往歴：高血圧症，糖尿病

❖ 疾患の病態

　右視床出血の症例である．視床は体性感覚の中継核としてよく知られているが，視覚，聴覚など嗅覚以外の特殊感覚の中継核でもあり，脳のさまざまな領域と連絡し，言語，認知，運動・姿勢制御機能などにも関与している．そのため，症例によって，感覚異常以外の機能に関連した多彩な症状を呈する場合がある．さらに，視床の周辺構造である内包後脚，視床下部，中脳などへの血腫による運動麻痺，不随意運動，遷延性意識レベル低下などの症状を呈することがある．また，視床は，第三脳室や側脳室に接しているため，脳室穿破を起こしやすく，水頭症を併発することもある．

❖ 治　療

　視床出血では，急性期治療としての血腫除去術は勧められない．ただし，脳室穿破による水頭症治療のために脳室ドレナージが行われることがある[4]．本症例は，薬物療法による血圧コントロールを中心に保存的治療が選択された．水頭症の併発はなく，脳室ドレナージやシャント術は要さなかった（図2-2-6）．経過中，合併する肥大型心筋症，糖尿病治療などのため一時他院転院した．発症から2か月後に当院回復期リハビリテーション病棟へ再入院となり，リハビリテーションを実施して杖と短下肢装具にて歩行，入浴を含むADLもすべて自立した（図2-2-7）．発症より約7か月後に自宅退院となった．

❖ 画像を診るポイント

図2-2-5
発症当日のCT, MRI像（左：頭部CT像，中：MRI T2強調像，右：MRI T2スター強調像）

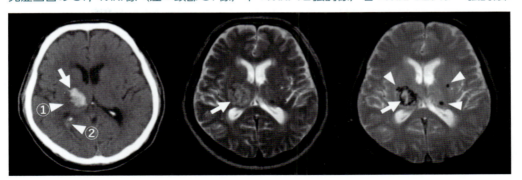

頭部CT像にて，右視床から内包後脚の一部にかけて，高吸収値を示す血腫が認められた（左CT矢印）．内包後脚は浮腫によりも低吸収域となっていた（矢印頭①）．わずかに脳室内にも血腫を認め（矢印頭②），脳室穿破の所見であった．視床出血のCT分類（後述）においてIIb型に相当する．MRI画像では，白い部分は高信号域（High intensity area），黒い部分は低吸収域（Low intensity area）と称される．同日のMRI T2強調増にてやや高信号，T2スター強調像では，等〜低信号域として血腫が確認されていた（中央MRI矢印）．T2スター強調像では，CTで検出困難な微小出血巣も検出できた．本症例でも，病側の被殻および反対側の被殻と視床に微小出血巣を認めた（右MRI矢印頭）．微小脳出血（Cerebral micro bleeds：CMBs）の存在は，脳血管障害発症の危険因子と考えられている．

図2-2-6
発症3週間後の頭部CT画像

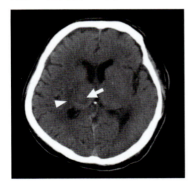

血腫は，等〜低吸収域に変化していた（矢印）．内包後脚の低吸収域化は残存していた（矢印頭）．

図2-2-7 発症2か月後の頭部CT，MRI像
上左：頭部CT像，上中：MRI T2強調像，上右：MRI T2スター強調像
下左：MRIトラクトグラフィー冠状断像，下中：同矢状断左側，下右：同矢状断右側

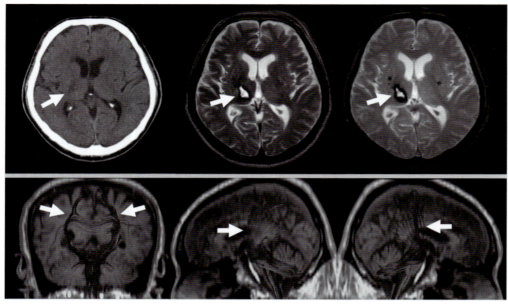

頭部CT像では，血腫は，等〜低吸収域に不明瞭化していたが，MRIでは中心部が高信号域，辺縁部が低信号域として明瞭に確認された（矢印）．内包後脚は，膝部側（腹側）が一部損傷されていたが，背側はある程度温存されているのがわかる．トラクトグラフィーはMRI拡散テンソル画像（DTI）の表示法の一つで，神経線維を視覚的にわかりやすく表現するものである．右側（病側）の皮質脊髄線維は，左側（健側）のそれと比べると減少していた（矢印）．皮質脊髄線維は，トラクトグラフィーにて最も描出が容易な投射線維で，脳卒中による損傷の程度と運動麻痺の重症度が相関し，運動機能回復の予後指標の一つであることが報告されている[5)6)]．

❖ 予後予測

　症例1の被殻出血例と同様，視床出血症例においても画像診断からの予後予測に際して，血腫量，血腫の存在部位および脳室穿破の有無が参考になる[7)]．

　血腫量10 mL以下では，多くは歩行自立，6割弱の症例がADL自立に至るが，血腫量11 mL以上では，自立歩行率は低下し，ADL自立は2割に満たず，被殻出血と比べて血腫量の割合にすれば歩行およびADL予後が不良である．本症例ではCT上，最大長径2.56 cm，最大短径1.54 cm，スライス厚0.5 cmの画像で，6スライスにわたって血腫が認められた．よって，血腫量は2.56 × 1.54 × 0.5 × 6 × 0.5 = 5.9 mL（血腫量〈mL〉＝最大長径〈cm〉×最大短径〈cm〉×高さ〈cm〉×スライス数÷2）と概算され，歩行およびADL自立にいたる可能性は高いと予測された．

　血腫の存在部位および脳室穿破の有無について考えるうえで，以下の脳卒中の外科研究会による視床出血のCT分類が有用である（**表2-2-2，図2-2-8**）．本症例は，IIb型に相当するが，水頭症の併発がなく，頭部MRI像から，内包後脚の損傷は部分的で，運動麻痺の回復もある程度見込まれ，歩行・ADLともに自立する可能性が高いと考えられた．

表2-2-2 脳卒中の外科研究会による視床出血のCT分類と歩行・ADL予後

分類	損傷範囲	歩行自立率	ADL自立率
Ia型	血腫が視床に限局し，脳室穿破を伴わない	100%	79%
Ib型	血腫が視床に限局し，脳室穿破を伴う		70%
IIa型	血腫が内包に及び，脳室穿破を伴わない		53%
IIb型	血腫が内包に及び，脳室穿破を伴う		40%
IIIa型	血腫が視床下部または中脳に及び，脳室穿破を伴わない		31%
IIIb型	血腫が視床下部または中脳に及び，脳室穿破を伴う	0%	17%

図2-2-8 脳卒中の外科研究会によるCT分類（視床出血）

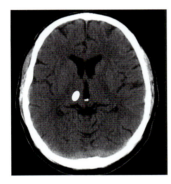

Ia型：血腫が視床に限局

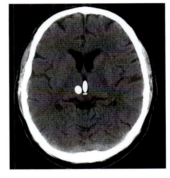

Ib型：血腫が視床に限局＋脳室穿破

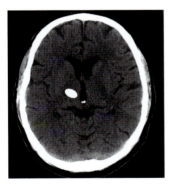

IIa型：血腫が内包に及ぶ

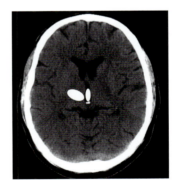

IIb型：血腫が内包に及ぶ＋脳室穿破

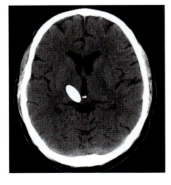

IIIa型：血腫が視床下部または中脳に及ぶ

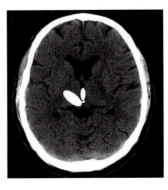

IIIb型：血腫が視床下部または中脳に及ぶ＋脳室穿破

急性期（第1病日）

PT 理学療法経過

OT 作業療法経過

評　価

【第1病日】左上下肢に脱力感を呈し当院の脳卒中ケアユニット（Stroke care unit：SCU）に緊急入院となる．JCS1，右不全麻痺．MRIで右視床出血，微小の出血部位を多数確認．降圧剤持続点滴開始および膀胱留置カテーテルの挿入処置にて対応された．

第1病日，理学療法，作業療法，言語聴覚療法が開始された．第21病日，内科的治療のため他院へ転院となり，第61病日，当院回復期リハビリテーション病棟に入棟．第210病日，自宅退院となった．

身体機能面

覚醒レベルはJCS10でベッド上臥床状態であった．名前，生年月日の返答は可能だが，構音機能低下があり，発話不明瞭のため聞き返す必要があった．

安静度はベッド上安静で，収縮期血圧が140mmHg以下にコントロールされていた．

運動麻痺は左片麻痺を呈し，BRSは上肢，手指Ⅱ，下肢Ⅲであり，感覚検査は表在・深部感覚は重度鈍麻を認めた．

非麻痺側上下肢のMMTは5レベルであった．

寝返り動作は全介助で，安静度の高い状態であり，他の起居活動は非実施であった．

【第1〜21病日】病前生活：自営業でCD店舗を経営しており，妻・長男と同居していたが数年前よりその店舗内で生活．食事はコンビニもしくは従業員が調理した弁当を食べていた．仕事中心の生活で趣味は音楽鑑賞であった．

心身機能・身体構造

意識レベルはJCS10で傾眠であった．運動麻痺は左片麻痺を呈し，上肢，手指のBRSはⅡ，感覚は麻痺側上肢の表在・深部感覚は重度鈍麻であった．非麻痺側上下肢のMMTは5であった．

眼球運動は右共同偏視があり，正中位より左側への眼球運動は困難であった．

精神・高次脳機能

コミュニケーションの表出面は構音症状を認めたが日常会話は可能であった．見当識は日付・場所の把握可能であるが，注意機能は一方的に話し続ける傾向を認め，動作は全般的に粗雑であった．机上の線分二等分では，右側への偏倚を認めた．

記憶は病前の生活の説明可能であったが，結婚や自営業を始めた時期などについては家族との情報に相違があった．

基本動作・ADL

基本動作はベッド上安静により未実施．

食事は絶食，排泄はおむつ使用，整容・更衣は全介助であった．

移動・移乗・入浴は未実施であった．

課題

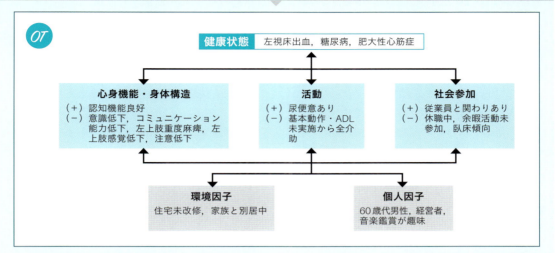

プログラム

1) 運動麻痺に対し神経筋促通手技運動
2) 介助下での座位・立位練習
3) 金属支柱付き長下肢装具（Knee ankle foot orthosis：KAFO）を用いた歩行練習

1) 上肢機能練習
2) 左身体・空間の探索（視野走査や左身体を自身で触れる）
3) 起居・座位・立位動作練習
4) ADL（整容など）動作練習

目標

短期目標：覚醒レベルの改善．左上下肢手指の随意性向上．起居動作などの動作が一部介助で可能．
長期目標：車いす介助レベルでの棟内生活自立．

短期目標：覚醒向上，端座位保持が可能であり，左上肢手指随意性向上．
長期目標：車いすに移乗して食事・整容動作の自立，排泄動作は中等度の介助．

臨床判断

CT画像所見より視床の後外側腹側核に出血を認めたため，感覚鈍麻は重度に出現すると予測した．さらに視床出血に加え，内包後脚にも血腫が及んでおり運動麻痺は出現すると予測した．またMRIによる矢状面の画像所見より，中脳への進展も認められたため，意識低下出現の可能性を考えた．運動麻痺，感覚鈍麻の予後としては血腫の範囲からして，血腫の吸収とともに改善は得られると考えた．意識低下の予後としては，血腫自体が中脳に達していないため，血腫の吸収とともに中脳の進展は軽減し，意識低下は回復すると考えた．

視床出血による左上肢と手指に重度な麻痺と感覚鈍麻，右共同偏視を認めているほか，左身体・空間への注意機能面が低下しており，基本動作・ADLも全介助状態であった．家族は日中仕事で不在なため独居生活になる，また経済面が不安定なことからADL自立や復職も検討する必要があると考えた．当初は安静度に合わせて活動の段階を拡大し，覚醒向上を目指すとともに左上肢手指機能練習，左身体・空間への探索練習，基本動作・ADL動作練習を実施した．

経　過

発症当時，意識低下（JCS10）があり，簡単な会話は可能であったが，声掛けに開眼が見られるも持続はしない状態であった．運動麻痺は重度であり，BRSは上肢Ⅱ，手指Ⅱ，下肢Ⅲであった．また，感覚は表在感覚，深部感覚ともに重度鈍麻であった．起居動作はすべて介助が必要であった．座位保持は麻痺側方向への姿勢の崩れが著明であり，常に介助が必要であった．

第6病日から意識低下を改善させるため，また姿勢保持能力向上を目的に立位練習を開始した．立位では左膝折れが著明であり，全介助が必要な状態であった．そこで立位練習では，膝折れを防止し，正しい立位アライメントで練習するためにKAFOを装着して実施した．座位，立位練習ともに疲労感の訴えが強く，離床拒否もみられ，十分に歩行練習を実施することができなかった．第21病日，内科的疾患の治療のため他院へ転院となった．

介入当初の覚醒度は不良であり傾眠状態であった．また，右共同偏視，左身体・空間への反応も乏しかった．担当医による活動度の処方内容は車いす生活の獲得であったが，日中の覚醒状態に変動や昼夜逆転などがあり症例は車いす生活に消極的であった．基本動作では，麻痺側上肢の管理を促すも不十分であり，他動的な運動で不快感や嫌悪感を訴えるなどほぼ全介助状態であった．

第8病日後，徐々に端座位の段階まで可能となったが，能動的な協力的動作は得られず，麻痺側への押し返し現象も強い状態であった．車いすへの移乗動作も当人の恐怖感と起立時の麻痺側への押し返し現象が強く2人の介助者を要した．ADL面は車いすでの座位保持にて食事・整容は促せば可能であったが，途中で手の動きが止まるため介助が必要であった．排泄は尿便意なくおむつ内失禁状態であることから，上記のごとく2人の介助者を要した．能動的な活動水準は依然として消極的であったが，受動的ではあれ車いす座位にてテレビや動画鑑賞は可能となった．しかし，症例は肥大性心筋症，糖尿病の治療が最優先となり，A病院に転院し治療後に当院回復期リハビリテーション病棟に再入院予定となった．

▶ 連携のポイント

安静度を担当医に確認し離床を実施．急性期では点滴などのルートの管理に注意を払う必要がある．そこで離床場面では，看護師に点滴ルートを管理してもらいながら離床を進めた．本症例は，意識レベルの低下と重度の運動麻痺により，起居動作や移乗動作場面では重度の介助が必要であった．介助では看護師や介護福祉士とともに実施し，転倒転落が生じないよう注意した．また，身体機能の変化や離床に伴うバイタルサインの変動などを多職種で情報共有した．

担当医の処方のもと安静度を確認し理学療法士，言語聴覚士と情報共有しながら離床やADL練習を実施．看護師や介護福祉士には現在のADL状況を伝えて，介助方法などを伝達した．

回復期入棟時（第61病日）

PT　理学療法経過

OT　作業療法経過

評　価

【第61病日】意識レベルは清明となり表情良好．しかし，今回の発症当時の話題になると涙を流す場面があった．安静度は出療可能となった．

BRSは麻痺側上肢Ⅱ，手指・下肢Ⅳとなった．表在・深部感覚は重度鈍麻を認めた．非麻痺側上下肢のMMTは5，麻痺側下肢のMMTは2〜3であった．

起居動作は見守りで可能となったが，座位では靴履き動作など動的な場面で麻痺側への崩れを認めたため軽介助が必要であった．起立，立位，移乗場面では麻痺側下肢の膝折れが認められたため軽介助が必要であった．歩行は中等度介助レベルであった．平行棒内歩行では，非麻痺側上肢で強く把持し，身体を平行棒に引き寄せていた．麻痺側下肢は軽度屈曲位で十分に荷重がかかっていないことが見てとれた．随意的な麻痺側下肢の振り出しは可能であった．しかし，麻痺側立脚期では膝折れにて十分な立脚期を形成することができなかった．

【第61〜196病日】
心身機能・身体構造
意識レベルは清明となり，運動麻痺は麻痺側上肢のBRSⅡ・手指Ⅳ，感覚は麻痺側上肢の表在・深部感覚は重度鈍麻．ROMは麻痺側肩関節屈曲，外旋，手指伸展に軽度制限を認めた．非麻痺側上下肢のMMTは5であった．

精神・高次脳機能
コミュニケーションは理解・表出ともに正常，見当識は日付・場所の把握は可能であった．

注意機能は麻痺側上肢の管理が不十分であり，注意散漫を認めた．しかし担当セラピストの名前やリハビテーション時間帯の記銘力は温存されていた．

基本動作・ADL
起居動作は寝返りが自立．起き上がりは麻痺側の管理が不十分なためで声掛け必要とし，た．動的な座位保持や起立・立位保持は左側に傾きバランスを崩すため要監視．移乗は起立・方向転換時に左側へのふらつきがあり軽介助であったが，移動は車いす駆動で自立していた．食事，整容は自立し，排泄はトイレ移乗時に左側へのふらつきがあり軽介助であり，立位保持は可能だが下衣の操作は全介助であった．入浴はシャワー浴で全介助であった．

課　題

1）仕事に参加困難
2）ADL要介助状態
3）座位・立位動作能力低下
4）麻痺側身体への注意低下
5）麻痺側上肢手指随意性低下
6）麻痺側上肢感覚鈍麻

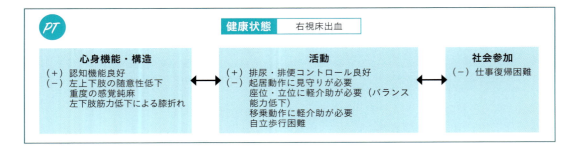

目 標

短期目標：座位バランス能力の向上，起居動作自立，移乗動作自立，歩行介助量の軽減．

長期目標：一本杖と短下肢装具を使用して歩行が軽介助で可能．

短期目標：基本動作自立，移乗・排泄動作軽介助で可能，麻痺側上肢手指随意性向上，左半身・空間への注意力向上．

長期目標：車いす駆動自立，移乗・排泄動作監視下で可能，更衣動作軽介助で可能，新たな作業活動の探索・提供．

プログラム

1) 神経筋促通手技運動
2) 筋力増強運動
3) 起居動作練習
4) 起立練習
5) 座位・立位練習
6) バランス練習
7) 下肢装具を用いた歩行練習

1) 麻痺側上肢機能練習（神経筋促通運動，ワイピング，ペグ操作練習）
2) 麻痺側身体・空間の探索練習（起居動作やROM運動中に麻痺側の確認・触れることを促す）
3) 座位・立位動作練習（座位・立位での輪入れ，立ち棒を使用しての立位保持練習）
4) ADL（移乗・排泄）動作練習（実際場面での声掛けや身体誘導を行いながら動作指導）

経 過

　第61病日，当院回復期リハビリテーション病棟に入棟．急性期の時期と比較して意識レベルは清明であり，コミュニケーションも良好であった．しかし，運動麻痺と感覚鈍麻は重度であった．起居動作，座位保持，静的保持は見守りで可能であったが，靴履き動作などの動的な座位場面では安定した座位姿勢を保持できず，ベッドから転落しそうになる場面があった．立位，起立は非麻痺側上肢で支持物を用いると見守りで実施が可能であったが麻痺側下肢には荷重は十分にかかっていない状態であった．歩行は麻痺側下肢にKAFOを装着し，後方から姿勢を保持して麻

　介入当初より，麻痺側上下肢の機能回復に対しての思いが強く，ADL練習に対しては消極的であった．当人の意思を傾聴しながら，上肢機能向上に向けた練習を継続して，自宅退院を目標にしてADLが自立することの必要性を説得した．起居動作は早期に自立，座位や立位保持も支持物使用にて監視下で可能となった．

　第100病日頃に座位・立位動作は支持物使用にて自立に至り移乗・排泄動作も自立可能となった．しかし，病棟では依存的で自立には至っていなかった．その背景には当人は「自立したら誰も面倒見てくれない」との発

痺側下肢を振り出す介助にて実施した.

　理学療法では，運動麻痺改善のアプローチとしての反復した神経筋促通手技運動，筋力増強運動，歩行練習を中心に実施した．歩行練習は，KAFOを使用して麻痺側膝折れ防止に努め，麻痺側下肢伸展活動が得られてきたときに短下肢装具（Remodeled adjustable posterior strut-ankle foot orthosis：RAPS-AFO）に切り替えた.

　第146病日，当人用RAPS-AFOを作製し，自立歩行となった．自宅内を想定した段差昇降練習などの応用動作練習も実施した.

言があった．看護師やケースワーカーに当人の不安感を伝え，病棟にてADLが自立しても当人の不安感について傾聴するように依頼した．その後，当人の依存的な場面も少なくなった.

　第180病日にシャワー浴を含むADLは自立した．上肢機能は介入時に比べて日常生活場面で紙や服を押さえることなども可能となった．自宅退院に向けては家屋構造の評価を行い，環境調整と福祉用具利用の提案をした．自営のCD店舗は閉店となり，退院後は自宅で過ごすこととなった．日中には独居となり仕事以外の活動が必要と思われた．よって，作業歴の内容を踏まえ皿洗いや掃除などの家事手伝いやパソコンでのゲームなどの余暇活動・外出方法などの活動，社会参加に対しても働き掛ける予定であったが，210病日に自宅退院となった.

臨床判断

　発症時のCT画像と比較し，内包後脚への血腫進展も軽減していた．理学療法評価からも手指と下肢の運動麻痺は改善しており，画像所見との整合性がとれた．重度の感覚鈍麻は残存しており，MRI画像からも視床に高信号域があることを確認した．運動麻痺の回復段階は，発症から3か月は皮質脊髄路を刺激しその興奮性を高めることが運動麻痺の回復を促進させるとされている[8) 9)]．よって，運動麻痺の改善を図るために，麻痺側上肢・手指・下肢に対し，積極的に反復した神経筋促通手技運動を実施することとした．血腫の軽減より運動麻痺の改善が得られていることから，歩行の自立も可能であると予測し，KAFOでの歩行練習や，並行して短下肢装具での歩行練習を実施することとした.

　視床出血による麻痺側上肢手指に重度の麻痺と感覚鈍麻は残存しており，座位・立位動作は麻痺側臀部および下肢による支持であり，麻痺側へのふらつきを認めADLには介助が必要であった.

　第25病日後，右共同偏視は消失したが麻痺側への注意低下は残存しており起居動作時の患手の管理に注意が払われなかった．認知・記憶面に支障はなく，段階づけた基本動作・ADLの動作方法の学習は可能と考えた．当面は基本動作が自立して車いすレベルでのADL自立を目指すとともに，麻痺側上肢手指機能を用いた，麻痺側身体・空間への探索練習から基本動作・ADL動作練習を実施することとした.

▶ 連携のポイント

　本症例は不安感が強かったため，成功体験を積み，自信をつけることが必要であった．そこで病棟での動作場面にて，どのような場

　症例ができるADL・作業能力向上を目指すために課題・目標を関連職種間で共有し，病棟看護師に当人ができるADL能力を伝え

合に転倒や転落のリスクがあるかの情報を多職種に提供し，失敗が起きないよう連携を図った．

た．また，不安感や悲観的な発言などが認められた際には，関係する全職員で現況の情報を共有した．さらに，必要に応じてメディカルソーシャルワーカーや当人，家族・ケアマネジャー，福祉用具業者とは退院時期に合わせて必要な環境調整や福祉用具の提案・提供を実施した．

退院時（第210病日）

PT 理学療法経過

OT 作業療法経過

評　価

意識レベルは清明．表情良好．退院後の生活に関しては楽観的に捉えている発言が多く、運動に対しては消極的であり，疲労感の訴えが多い．

左BRSは上肢と手指Ⅳ，下肢Ⅴで感覚は表在感覚が軽度鈍麻，深部感覚が中等度鈍麻であった。

ROMは左足関節に背屈10°の制限を認め、非麻痺側上下肢のMMTは5，麻痺側下肢のMMTは3～4であった。右の握力は39.0kg.BBSは49/56点であった．

基本動作はすべて自立した．歩行はRAPS-AFOと一本杖を使用し2動作前型歩行となった．快適歩行速度は0.5m/sであった（歩行速度から見た脳卒中片麻痺者の活動範囲として，0.4m/s以下では屋内歩行自立レベル，0.4m/s以上0.6m/s未満では活動範囲の制限はあるが屋外の歩行が可能なレベル，0.8m/s以上では制限なく屋外歩行が可能なレベルといわれている）[10]．

心身機能・身体構造

運動麻痺は左BRS上肢手指Ⅳ，感覚は麻痺側上肢の表在・深部感覚軽度鈍麻．ROMは筋の短縮により麻痺側肩関節屈曲，外旋，手指伸展制限を認めた．

精神・高次脳機能

コミュニケーション，見当識は正常であった．HDS-Rは29点，MMSEは30点．

注意は麻痺側の無視傾向の軽減，作業活動に集中して取り組むこと可能となり，担当セラピストの名前，リハビリテーション実施時間の記銘力は可能であった．

基本動作・ADL

基本動作：自立

食事・整容・更衣：自立

排泄：手すり使用し自立

移動：短下肢装具と杖を使用して自立

入浴：シャワー浴自立

経　過

麻痺側のBRSは上肢・手指Ⅳ，下肢Ⅴへと改善した．感覚は表在感覚が軽度鈍麻，深部感覚が中等度鈍麻の状態であった．起居動作はすべて自立し，歩行はRAPS-AFOと一本杖を使用し自立した．自宅で安全に生活す

るために，据え置き型の手すりをレンタルし，自宅内環境調整を行った．第210病日，自宅退院となった．

▶ 連携のポイント

家屋評価を行い，症例の動作能力から必要な福祉用具の選定をし，当人，家族，ケアマネジャー，福祉用具業者に情報提供した．退院後の廃用予防のために活動量の維持を目的とした介護保険サービスの必要性と，退院後の移動場面には短下肢装具を必ず装着するように当人と家族，ケアマネジャーに伝えた．さらに短下肢装具の不具合が生じた場合は，当院もしくは装具作製業者に連絡を入れ，退院後の短下肢装具におけるフォローアップのための連携を図った．

退院時の活動参加について，ケアマネジャーに今後の課題，行ってほしい作業をカンファレンスを実施して伝達した．ケアマネジャーと常に連携をとれるように，退院後も情報を共有した．

今後の課題・反省点

歩行自立には至ったが，それまでには多くの時間を要した．身体機能面における要因としては，麻痺側下肢筋出力の低下，立位バランス能力の低下が影響したと考える．さらに，本症例の場合は，不安感や介助への依存などの心理面も強く影響していると考える．退院後，家族介助に依存すれば活動量低下により，筋力や体力の低下が予想された．そこで歩行での移動を積極的に行い，廃用を予防していくことが今後の課題である．

ADLは自立したが，当人の身体機能回復への執着が強く，活動・社会参加のためのリハビリテーション・プログラムには同意が得られなかった．自宅内での無為な時間が増え，外出や他者交流機会も減少すると予想されたので，当人が家事活動として皿洗いや掃除と言った家事役割を担うこと，自宅近くのスーパーへの買い物で外出するなどのIADLの生活設計を立て生活する練習を当人と目標共有して行っていく必要があると感じた．

3 脳梗塞（右中大脳動脈閉塞）

❖ 症例紹介

性　別：男性
年　齢：60歳代
職　業：自営業
経過の概要：自宅で朝になっても起床した様子がないので，妻が寝室に行くと，呂律が回らず左半身の麻痺を生じていた．A病院に救急搬送されて診断を受けると脳梗塞と判明し，A病院退院約1か月後に当院回復期リハビリテーション病棟に転院となった．転院時の所見では左片麻痺，左半側空間失認を認めた．
既往歴：4年前に不安定狭心症にてカテーテル治療（Percutaneous coronary intervention：PCI）を受け，抗凝固薬（ワーファリン）服用中であった．また，高血圧症に対しても内服治療中であった．

❖ 疾患の病態

　脳梗塞は大きく3つの病型，ラクナ梗塞，アテローム血栓性脳梗塞，心原性脳塞栓症に分類される．ラクナ梗塞は，穿通枝動脈の閉塞による脳梗塞であり，病巣は小さいことが多い．アテローム血栓性脳梗塞は，動脈硬化により徐々に血管が狭窄・閉塞することに起因し，その経過中に側副血行路が形成されるため，病巣が比較的小さくなる傾向がある．一方，心原性脳塞栓症は，心臓から飛散した血栓によって一挙に血流が途絶えるため，他の血管からの側副血行路が形成されておらず，病巣が大きくなり，大脳皮質まで含めた広範な梗塞に陥りやすい．また，梗塞後に血栓が溶解し，閉塞した動脈が再開通することによって出血性梗塞をきたし，致死的な経過を呈することがある．心原性脳塞栓症の原因としては，非弁膜症性心房細動が最も多く，他に弁膜症，心筋梗塞，心室瘤などがある．

❖ 治　療

　発症より4.5時間以内であれば，t-PA投与による血栓溶解療法，8時間以内であれば，カテーテルを用いた血栓回収療法の適応となる症例がある[11)12)]．本症例では，発症時間が不明であり，頭部MRI所見にてすでに広範囲な梗塞巣が疑われたため **(図2-2-9)**，これらの超急性期治療の適応はなかった．脳浮腫や再発予防のための薬物治療のもと，リハビリテーション・プログラムを実施して発症5.5か月の時点で，歩行器使用レベル，FIM70点台に至った．しかし，この頃より発熱が持続し，精査の結果，肝外胆管がんと診断され，その治療目的のために転院となった．

❖ 画像を診るポイント

図2-2-9
発症当日の頭部CT，MRI，MRA像（左：CT，中：MRI拡散強調画像＜DWI＞，右：MRアンギオグラフィー＜MRA＞）

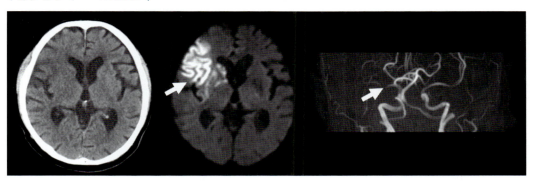

一般的にCTでは，発症6時間以内の脳梗塞の検出は困難とされる．本例の頭部CTでも梗塞巣は明確ではない．MRIのうち，DWIは解像度は低いが，発症1時間後から脳梗塞を検出可能であり，本症例でも高信号域として明瞭に判別できた（中央矢印）．MRAは，血管を描出する方法であるが，本例では右中大脳動脈（Middle cerebral artery：MCA）の閉塞（右矢印）が疑われた．

図2-2-10
発症2日後の頭部CT

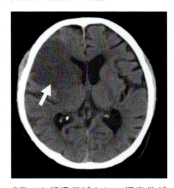

CTでも低吸収域として梗塞巣が明瞭に確認された（矢印）．急性期に生じる出血性梗塞は，致死的になりうるので，出血の有無について留意する必要がある．

図2-2-11
発症12日後の頭部CT

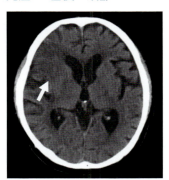

CT上の梗塞巣は，発症2〜3週ほどの時期に一時的に不明瞭化した（矢印）．この現象はfogging effectと称される．この時期のCTでは，梗塞範囲を判別できなかった．

図2-2-12 発症2か月後の頭部CT, MRI像
上段左：頭部CT, 上段中・右：MRI FLAIR像
中段：MRI FLAIR像
下段左：MRIトラクトグラフィー冠状断像, 下段中：同矢状断左側＜健側＞, 下段右：同矢状断右側＜病側＞

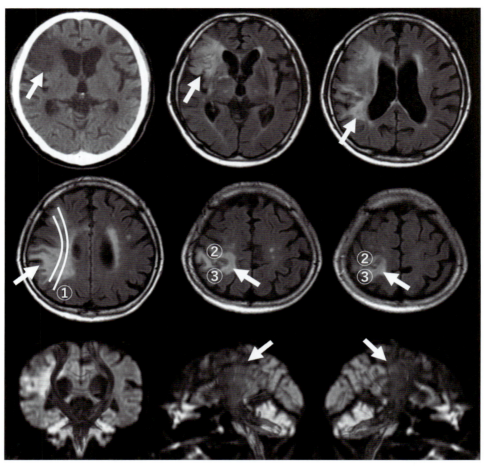

梗塞巣は，頭部CT像で低吸収域，MRI FLAIR画像で高吸収域を示す（上段矢印）．FLAIR画像は，脳脊髄液が低信号域，梗塞巣が高信号域となる画像であり，脳回・脳溝の形状が把握しやすいため，脳脊髄液と梗塞巣との区別も容易である．①は上縦束の走行イメージを，②は中心後回（一次感覚野），③は頭頂小葉を示す．トラクトグラフィー上，右側（病側）の皮質脊髄線維は，左側（健側）のそれと比べて比較的温存されていることが確認できる（下段矢印）．

❖ 予後予測

　中大脳動脈（MCA）は，前頭葉，頭頂葉，側頭葉の外側部を栄養している血管である．また，MCAの水平部（M1部）から，レンズ核線条体動脈が分岐し，内包および放線冠を栄養している．レンズ核線条体動脈の分岐部より近位で，MCAが閉塞した症例では，錐体路損傷によって運動麻痺が重度となることが多い．一方，レンズ核線条体動脈の分岐部より遠位の閉塞では，内包および放線冠が温存され，皮質領域は，前大脳動脈や後大脳動脈からの側副血行路もあるため，運動麻痺は比較的軽度である．本症例では，発症当日のMRIおよびMRA所見では，レンズ核線条体動脈の分岐部より近位部での閉塞が疑われ，運動麻痺も重度であったが，最終的には内包後脚

および放線冠の一部は梗塞に至らず，運動麻痺は発症時よりある程度の改善が見込まれた．一方，中心後回（一次感覚野）から右頭頂小葉は梗塞に陥り，上縦束（被殻の上外側，横断画像では側脳室体部レベルで島の直上を走行している）の損傷も疑われた．よって，左半身感覚鈍麻や左半側空間失認などの劣位半球症状の回復は困難であることが予想された．これらの点を総合的に判断すると，歩行は監視レベル，ADLにおいてはセルフケアの自立もしくは一部介助レベルと予測された．

回復期リハビリテーション病棟転院時（第30病日）

PT 理学療法経過

OT 作業療法経過

評　価

意識レベルは JCS1．軽度不鮮明さを認めた．運動麻痺は左片麻痺を呈し，BRS は麻痺側下肢がVであった．MMT は体幹が4，非麻痺側下肢が5，左下肢が4であった．表在感覚は麻痺側下肢に軽度鈍麻，深部感覚は重度鈍麻を認めた．体幹の筋緊張低下を認めた．ADL は起居動作が軽介助を要した．座位は軽度押し返し（プッシャー現象）があり，麻痺側に崩れる傾向があったが，姿勢制御機能の不全により姿勢の崩れの認識が乏しく，正中位保持の促しが必要であった．起立・立位は座位より強いプッシャー現象を認め，介助量が増大した．歩行時には麻痺側下肢の振り出しは可能であり，麻痺側立脚期の膝折れはなかったが，徐々にプッシャー現象にて麻痺側への傾きを認めた．病前の生活は自立しており，自営業として電気管理の仕事を経営していた．

病前生活

妻と2人暮らし．三男夫婦と孫が近所に在住．自営で電気管理の仕事と自宅近くの畑で農作業を行っていた．他にも余暇活動として仕事後に毎日プールに通い，県の水泳協会の手伝いや大会の運営などに携わっていた．

ニーズ

当人は泳いだり，走ったりできるようになりたい．一方，妻は退院後，身の回りのことが可能になることであった．

身体機能面

運動麻痺は左片麻痺を呈し，BRS は麻痺側上下肢V，手指VI，麻痺側上肢の表在・深部感覚は重度鈍麻であった．MMT は麻痺側上肢が5，体幹が3であった．

高次脳機能面

HDS-R は19点，MMSE は21点であったが，認知機能面の記憶，見当識は比較的良好であった．見当識，短期記憶は比較的保持されていたが，遅延再生や計算課題にて低下を認めた．

コミュニケーションの表出は声量が小さく，聞き取りにくいため，日常会話の理解は可能であったが，一連の動作理解には動作誘導が必要であった．左側からの声掛けでも左側を向くことできず，BIT は38/146点であり，左半側空間無視を認めた．常時落ち着きのない様子で，問いかけによる反応の遅延と同時課題で困難さを呈し，注意選択性の低下を認めた．ADL 上で麻痺側方向の動作には声掛け，動作誘導が必要であり，身体認識の低下を認めた．また，すぐに退院できると楽観的な認識を持ち，病識の低下も認められた．

ADL

ADL は全般的に左半側空間無視や注意機能面の低下，身体認識の低下により，ADL遂行に影響を及ぼしていた．移乗は中等度介

助，移動は車いす全介助であった．

食事は皿を正中より右にセッティングすれば自己摂取可能であった．食形態は全粥，極刻み食，とろみ茶であった．排泄はオムツを使用していたが，尿意があり尿器併用していた．更衣・入浴は要介助，整容は一部可能であった．

課題

麻痺側下肢随意性低下，麻痺側下肢感覚鈍麻，体幹・下肢筋出力低下，意識レベル低下，体幹筋緊張低下，基本動作・歩行要介助．

基本動作・ADL要介助状態，左半側空間無視，注意機能面低下，病識の低下，感覚重度鈍麻，麻痺側上肢機能低下，休職中．

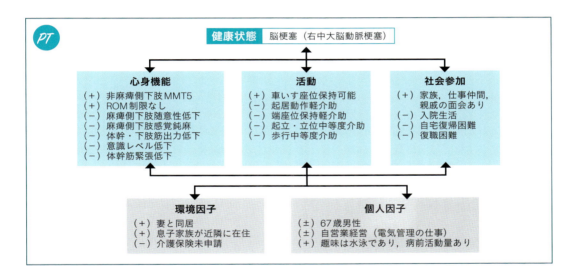

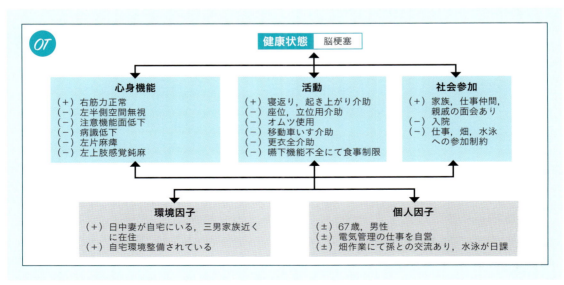

目　標

短期目標：意識レベルの改善，麻痺側下肢随意性向上，体幹・下肢筋出力向上，プッシャー現象の軽減を図り，基本動作軽介助，歩行軽介助（歩行器）．

長期目標：起居動作・座位監視．立位・歩行監視（歩行器使用）．

短期目標：両手動作ができる，左側への物に注意を向けることができる，一つの課題に持続し参加できる，トイレ動作能力向上，更衣動作能力向上．

長期目標：トイレ，更衣動作を一部介助にて可能となる，左上肢を自ら使用しADL自立．自営業への復帰．

プログラム

神経筋促通手技運動では股関節伸展筋を促通するためブリッジ運動，麻痺側足関節背屈運動を実施した．また，平衡状態の認識を促すため視覚・感覚フィードバックを用い，基本動作練習および歩行器を使用した，歩行練習を実施した．ROM運動では左腰部に筋緊張亢進し，ハムストリングスの伸張性が低下しており，麻痺側下肢を中心に実施した．

・トイレ，更衣動作練習
・麻痺側上肢機能練習（身体へのリーチ，ペグ操作，キャッチボール）
・麻痺側探索課題（線つなぎ，ADL場面にてその都度左上肢の使用を声掛け）
・麻痺側上肢ROM運動

臨床判断

広範囲な中大脳動脈域に脳梗塞の所見あり，運動麻痺や感覚鈍麻を呈した身体機能の他，左半側空間無視や注意機能面の低下，病識の低下を認めた．運動麻痺よりも感覚鈍麻のほうがより重度であり，注意機能低下や左半側空間無視がADLの妨げになっており，麻痺側からの感覚入力や注意機能の喚起を促すことに重点をおいて実施した．また，プッシャー現象の改善のため，身体の平衡状態の認識を促すことに重点をおいた．

経　過

症例は左下肢随意性や立脚期の支持性は保たれていたが，プッシャー現象にて座位，立位，歩行に介助を要した．麻痺側へのふらつきに対する気づきが希薄なことから，鏡による視覚フィードバックや壁面を使用して非麻痺側の接触課題を行い，感覚フィードバックを実施し，身体の平衡状態の認識を促した．

作業療法では両手動作時に麻痺側上肢を用いるように，声掛けを行う．また麻痺側上肢を机上に乗せるなど麻痺側上肢の注意喚起を促し，麻痺側上肢の使用が可能となった．さらに感覚鈍麻や左半側空間無視の影響によって，自立までに時間を要すと思われた更衣動作も早期に介入したが，更衣を自ら行う認識が低く，一旦中止した．

更衣動作に限らず，症例は開始時より自宅退院したいと強い希望があったが，作業療法におけるADL課題の重要性を十分に認識していなかった．約3週間経過し，歩行能力の低下と麻痺側上肢の使いにくさを徐々に理解できたようであった．しかし，左半側空間無視や注意機能面の低下，さらに日常生活上の課題練習の必要性の理解には至らなかった．

第2章　画像情報とケーススタディ

▶連携のポイント

　作業療法士，理学療法士，言語聴覚士の担当者間では，運動麻痺は軽度であり改善が見込まれること，活動を遂行する過程で高次脳機能の問題が阻害因子となることが考えられ，運動機能面と合わせアプローチを実施する．看護部門には，左半側空間無視の影響により，ADL場面では非麻痺側に道具のセッティングを行うよう依頼した．

回復期（第86病日）

PT　理学療法経過

OT　作業療法経過

評　価

　意識レベルは清明．BRSは麻痺側下肢 V．感覚は麻痺側下肢の表在・深部ともに軽度鈍麻を認めた．MMTは体幹が4，非麻痺側下肢が5，麻痺側下肢が4であった．

　体幹の筋緊張低下を認めた．BBSは41/56点．立位保持は可能だが，タンデム・片脚立位などの応用立位バランス能力の低下を認めた．10m歩行は独歩にて快適歩行速度15.9秒（31歩），最大歩行速度13.7秒（28歩）であった（屋内歩行自立の快適歩行速度カットオフ値24.6秒，屋外歩行自立の快適歩行速度カットオフ値11.6秒）．ADLはプッシャー現象の軽減を認め，起居動作・座位は自立となった．起立は監視，立位では静的保持は安定していたが，動的時に左側へふらつきがあり，監視が必要であった．歩行は歩行器使用にて連続歩行100m可能であったが，麻痺側下肢屈曲筋出力低下のため麻痺側下肢振り出し時のクリアランス低下を認めた．独歩では連続歩行20m可能であるが，徐々に突進様歩行となり，麻痺側下肢の振り出しが遅いため足先部の引っかかりを認めた．

ニーズ

　本症例のニーズは歩けるようになりたい，仕事をしたい，畑作業をしたいであった．

身体機能面

　MMTは体幹が4に向上した．

精神高次脳機能面

　認知機能面の記憶，見当識は良好で，HDS-Rは23点，MMSEは24点であった．

　コミュニケーションの表出は，声量が低下していることへの認識が低く自身で大きな声で話すことが困難で，面会者との会話でも聞き返しを必要とした．

　また，左側からの声掛けに対し左側を向くことは可能となるが，BITでは44/146点で左半側空間無視を認めた．作業に取り組むことは可能となったが，注意散漫などの注意機能が低下していた．

　身体認識はADL場面にて麻痺側上下肢に注意を向けるように教示すると自ら動作が可能となった．歩けないことや麻痺側上肢の使用困難さなどの病識を獲得し，リハビリテーションの必要性も認識していたが，ADLは自宅へ戻れば支障はないと認識し，ADL練習の必要性を認識できていなかった．左手指に強制把握があり，起立時にベッド柵などを把持し離せず介助が必要であった．

ADL

　移乗は車いすのブレーキ操作や位置づけに介助を要し，動作遂行は可能．車いすでの移動は全介助．両上肢支持にて歩行器使用し歩

3-脳梗塞（右中大脳動脈閉塞）　97

行を時には左上肢を乗せること，麻痺側下肢
挙上するよう毎回声掛けが必要ではあったが，
妻の監視のもと歩行器使用にて歩行可能とな
った．排泄はトイレ動作時の下衣操作は介助
が必要であり，更衣は靴の着脱が靴べらを使
用して可能．整容は鏡や非麻痺側上肢にて確
認しながら，左側の髭のそり残しはなくなっ
た．食事は右上肢で箸使用し摂取する．左側
のご飯を食べ残すことがあったが，声掛けに
て気づくようになった．

課　題

　入院中の参加状況では日中の自室トイレま
での移動は看護師付き添いのもと歩行器歩行
にて移動することとなったが，夜間の自室ト
イレ移動・病棟移動は車いす介助であった．

　ADL要介助状態，病識の低下，左半側空
間無視，注意機能の低下により，仕事・畑作
業に関わることが不可能であることおよび麻
痺側上肢機能低下，感覚重度鈍麻が残存して
いることである．

目　標

　短期目標：麻痺側下肢随意性向上，下肢・
体幹筋出力向上を図り，片脚立位支持の安定
性・独歩での歩行距離拡大を目指した．
　長期目標：立位自立，歩行監視（独歩）．

　短期目標：トイレ動作時下衣操作が独力で
可能となる，日常生活で麻痺側上肢を意識的
に使用できる，生活場面で自らが行えること
と自らで行うことが困難な活動を把握する，
家族とともに歩行可能．
　長期目標：トイレ動作自立，ADL場面に
て麻痺側上肢の使用が可能となる，現在必要
な課題の認識が可能，家族付き添いのもと外出．

プログラム

　ROM運動，神経筋促通手技運動，基本動
作練習は初期評価時と同様に行い，介助なし
で歩行練習を実施した．

・トイレ動作練習
・麻痺側上肢機能練習（自動運動，棒体操，キ
　ャッチボール，生活場面での使用方法指導）
・麻痺側を用いて自らで行う活動性を促す
・畑作業や仕事動作練習（模擬動作練習，パ
　ソコン操作練習）
・家族指導（自宅での移動，トイレ動作方法
　の指導）

経　過

　起居動作・座位時のプッシャー現象は発症
より3か月後より消失し，起居動作・座位は
自立レベルとなった．立位・歩行時の押し返

　リハビリテーション・プログラムを進める
うえで活動面における症例自身の能力把握が
不足しており，改善が停滞していた．よって，

し現象は軽度残存しており，動的時には麻痺側へのふらつきが増大した．独歩は押し返し現象による麻痺側のふらつきに加え，突進様歩行であり，常時監視が必要であった．歩行器使用による歩行は体軸の正中位保持の認識が可能であり，100m程度の歩行が可能となった．そのため，理学療法では引き続き視覚および感覚フィードバックを用い，立位・歩行練習を中心に介入した．

作業療法士は，本症例自身が現在できることと困難なことを認識できるよう，動作場面を通し，その都度フィードバックを介しながら実施した．本症例は歩行能力の低下など自身の運動能力の把握は可能になってきたが，能力水準で可能・不可能かの活動を判断することは困難であり，安全面に配慮することができず自立に至らなかった．そこで，主に仕事および自宅内で必要となるIADL動作練習を取り入れて繰り返し実施した．家族にもそれらの動作指導を実施し，家族が同伴して自宅へ外出・外泊してもらうことで，本症例にとっては自宅でも移動やトイレなど身の回りのことから家族の介助が必要であることとともに自身の能力を把握する機会となった．

最終評価時（第102病日）

PT 理学療法経過
OT 作業療法経過

評　価

意識レベルは清明．BRSは左下肢V，感覚は左下肢の表在・深部ともに軽度鈍麻を認めた．MMTは体幹が4，右下肢が5，左下肢が4～5であった．BBSは41/56点であり，タンデム立位保持困難，両下肢ともに片脚立位は1秒未満であった．10m歩行は独歩にて快適歩行速度は16.3秒（31歩）であり，最大歩行速度は15.1秒（28歩）であった．起居動作・座位は自立し，短距離の歩行は自力で可能であったが，歩行距離の延長に伴い突進様歩行を認め，左下肢屈曲筋の持久性低下のため左下肢クリアランス低下による足先部の引っかかりを認め，見守りから軽介助が必要であった．

ニーズ

本症例のニーズは仕事をしたい，おいしいものを食べたい，畑作業をしたいであった．

妻は退院後，再び畑作業も一部可能となることを希望していた．

高次脳機能

認知機能ではHDS-Rが23点，MMSEが24点，左からの声掛けにて左側を向くことは可能となったがBITは63/146点であり，左半側空間無視を認めた．

ADL上では麻痺側上肢の使用を教示すれば可能な状態であった．

病識は退院後，復職や畑作業は自らが行う意思はあるが，ADLは他者に依頼し，自らが行い練習していく意欲は著しく低かった．一方，トライアスロンにエントリーするなど，現状の病態を正しく認識していなかった．日常においていまだ左側の見落としを指摘する必要性があった．

ADL

排泄のトイレ動作は下衣を引き上げる介助が必要であった.

熱発を繰り返し，他院へ転院となった.

課　題

病棟の移動は歩行器歩行にて移動可能となった．また日中の活動量向上を目的にリハビリテーション以外に家族付き添いのもと歩行器歩行にて歩行練習が可能となった．しかし，独歩では転倒リスクが高く，活動が制限された.

目　標

短期目標：麻痺側下肢随意性向上，下肢・体幹筋出力向上を図り，病棟移動を監視下にて歩行獲得.

長期目標：自宅内の歩行自立（独歩）.

プログラム

中間評価時のリハビリテーション・プログラムに加えて，自宅内の移動を想定し，階段昇降練習および跨ぎ動作練習を追加し実施した.

経　過

短距離の独歩は可能となり，自宅内の移動を想定し，階段昇降練習，浴槽のまたぎ動作練習を追加した．自宅退院に向けて理学療法士・作業療法士，家族・当人同行のもと家屋構造の評価を実施した．自宅内の移動は独歩で可能であったが，屋外での歩行は転倒リスクが高く，家族の付き添いを条件とし実施するように指導した．しかし，自宅退院間近になり発熱病状が悪化したため他院へ転院となった.

今後の課題・反省点

短距離の歩行は獲得したが，長距離歩行は転倒リスクが高く，家族付き添いが必要であった．股関節周囲筋の筋出力低下による突進様歩行，立位・歩行時の押し返し現象の軽度

本症例の画像所見では広範囲な脳梗塞があり，身体機能面に加え，注意機能面の低下や左半側空間無視などの高次脳機能不全も認められ，ADL改善の阻害因子になっていた.

残存が要因であり，転送リスクが高い．長下肢装具による歩行練習により股関節支持性向上およびプッシャー現象の改善に期待できると報告があり，発症早期より長下肢装具による歩行練習を介入する必要があった．

また，病識の低下が顕著なため日々のリハビリテーション・プログラム遂行の妨げとなり，計画通りに作業療法を進めることが困難であった．そのため，早期から身体機能の状態を把握できるような取り組みが必要であり，多岐にわたる症状から，ADL面に課題を絞り実施していく必要があった．

4 くも膜下出血

❖ 症例紹介

性　別：男性
年　齢：60歳代
職　業：会社員
経過の概要：突然強い頭痛と嘔吐が生じ，当院救急搬送された．意識レベルはJCS10，運動麻痺なし．項部強直あり．頭部CTにてくも膜下出血（Subarachnoid hemorrhage：SAH），CTアンギオグラフィー（CT angiography：CTA）にて前交通動脈瘤が認められ**（図2-2-13）**，同日，開頭動脈瘤クリッピング術が施行された．
既往歴：高血圧を指摘されていたが，未治療であった．ヘビースモーカー．

❖ 疾患の病態

　SAHはくも膜下腔内の出血で，非外傷性SAHの多くは脳動脈瘤の破裂による．脳動脈瘤は，ウィリス動脈輪およびその主要分岐に好発し，本症例も前交通動脈瘤の破裂が原因であった．SAHの症状は出血そのものによる症状と，その後の合併症による症状に分けられる．前者は頭蓋内圧亢進および髄膜刺激症状によるもので，頭痛，悪心・嘔吐，項部強直，意識レベル低下などが挙げられる．後者には脳血管攣縮による脳虚血・脳梗塞と，脳脊髄液吸収不全による正常圧水頭症があり，出血量が多いほど，これら合併症が発生しやすい．脳血管攣縮はSAH発症4～14日後に，正常圧水頭症は発症1～2か月後に生じることが多い．脳血管攣縮による脳虚血では，虚血範囲に応じ運動麻痺や失語などの神経症状，正常圧水頭症では3主徴として，認知機能低下，歩行能力低下，尿失禁が認められる．

❖ 治　療

　脳動脈破裂によるSAHでは，優先的に再出血予防のための治療が重要である．その方法としては，開頭による動脈瘤クリッピング術またはカテーテル治療によるコイル塞栓術とがあり，本症例では前者が選択された．術後，床上よりリハビリテーション・プログラムを開始し**（図2-2-14）**，4週間後に回復期リハビリテーション病棟に転棟したが，その10日前後に認知機能および歩行能力低下，尿失禁が認められたため**（図2-2-15）**，脳室腹腔短絡術（VPシャント術）が施行された．VPシャント術後，リハビリテーション・プログラムを再開し**（図2-2-16）**，発症より4か月後にADLはほぼ自立した時点で自宅退院となった．復職および自動車運転の再開に関しては，外来にて経過観察し判断することとなった．

❖ 画像を診るポイント

図2-2-13　発症当日の頭部CTおよびCTA像（左：頭部CT，中：CTA，右：CTA拡大）

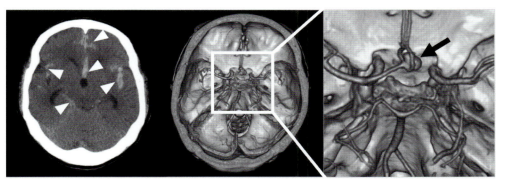

頭部CTにて，Fisher分類（後述）でgroup 3のSAH（左矢印頭）を認めた．CTAにて前交通動脈瘤（右矢印）を認めた．

図2-2-14　発症12日後の頭部CT画像

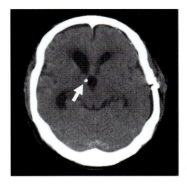

SAHはほぼ消失していた．矢印は，脳脊髄液を体外に排出する脳室ドレーンの先端部である．脳内に脳梗塞を疑わせる低吸収域は認めなかった．

図2-2-15　発症より4週間後の頭部CT画像

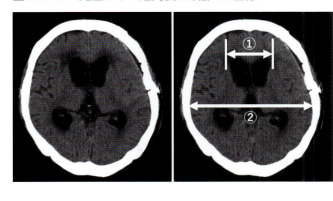

Evans index（側脳室前角幅①／頭蓋内腔幅②）は0.35であり（0.3を超えると，脳室拡大があると判断する），臨床症状とあわせ水頭症と診断された．

図 2-2-16
VPシャント術10日後の頭部CT画像

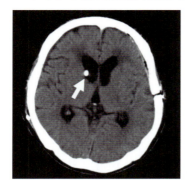

矢印は，VPシャントチューブの先端部である．Evans indexは0.29と，術前より減少していた．

❖ 予後予測

　SAH症例の予後予測因子として，年齢，意識レベル低下の程度・期間，動脈瘤のサイズ・部位，出血量，脳血管攣縮による脳梗塞などさまざまな要因が挙げられている[13]．Classification and regression trees（CART）を用いた予測法は，年齢（62歳以下または63歳以上），Fisher分類（2以下または3以上），JCS2桁以上の意識レベル低下持続期間（6日以下または7日以上）という3つの項目から，ADL予後を予測するもので，簡便でわかりやすい（図2-2-17）[14]．このうち，Fisher分類は，CT上で出血量を評価するもので，group 1：CT上，SAHを認めない，group 2：SAHの厚さが1mm未満，group 3：SAHの厚さが1mm以上，group 4：脳出血や脳室内出血を伴うものとするものである．本症例は，62歳以下，Fisher分類3，JCS2桁以上の意識レベル低下持続期間が6日以下に相当し，退院時ADLは自立する可能性が高いと予測された．

図2-2-17　CARTによるSAH症例の予後予測モデル[14]（一部の用語を改変して引用）

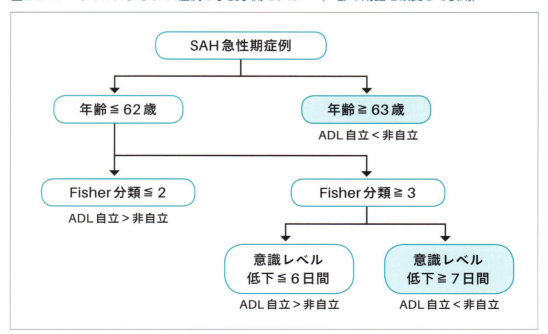

第2章　画像情報とケーススタディ

初期評価時（第2病日～）

PT　理学療法経過

OT　作業療法経過

評　価

激しい頭痛と，嘔吐があり緊急入院．左シルビウス裂にSAHの所見にてMRAによる前交通動脈瘤を認めた．第1病日，脳動脈瘤クリッピング術・脳室体外ドレナージが施行された．第27病日，回復期リハビリテーション病棟に入棟し，その後水頭症進行のため，第54病日シャント術が施行された．術後，症状の改善を認め第107病日，自宅退院となった．

身体機能面

全体像は声掛けにて時折開眼するが持続しない（JCS Ⅱ 10）．

安静度はベッド上安静（ヘッドアップ20°まで可）であった．

上下肢の運動麻痺はなく，感覚検査でも左右差は認めなかった．

両上下肢のMMTは3以上であった．

特に疼痛などの訴えはなかった．

起居動作はベッド上安静のため，実施しなかった．

意識レベルはJCS3，声掛けにて開眼あるが10分程で閉眼．安静度はドレーン挿入されて，ベッド上臥床（ヘッドアップ20°まで可）であった．見当識は日付・場所共に誤答．自己情報正答するも発症当時の記憶曖昧であった．両片麻痺でBRSは両上肢Ⅴ，両手指Ⅵ，両下肢Ⅴ．両上肢の表在感覚は軽度鈍麻であった．

基本動作は安静度のため未実施であり，ADLは食事が絶食，排泄はバルンカテーテル留置・オムツを使用，更衣・整容は全介助，入浴未実施であった．

課　題

意識レベルの低下，安静のためベッド上臥床

目　標

短期目標：覚醒レベルの改善．起居動作などの自立可能．

長期目標：見守り歩行可能．

短期目標：離床，意識状態の改善．

長期目標：ADL自立し自宅退院．役割活動（畑管理）・復職は経過を追い検討．

プログラム

1）担当医の処方のもと安静度に応じてベッドヘッドアップを用いた離床練習
2）離床許可後，血圧などのバイタル変動がないかを確認しながらの座位練習
3）下肢筋力の廃用を防止することを目的とした起立・立位・歩行練習

1）刺激入力（声掛け，指示動作）
2）ROM運動（他動運動，自動運動）
3）離床練習（安静度拡大に合わせて実施）

4-くも膜下出血　105

臨床判断

第1病日のCT画像所見でくも膜下腔に高吸収域および意識低下を認めた．ただし，脳内や脳室内に出血が広がった所見は認めなかった．手術後は再出血，脳血管攣縮，正常圧水頭症の出現に留意する必要があった．

CT所見上シルビウス溝に出血あり．前交通動脈にできた動脈瘤にクリッピング術が施行されており，前頭葉の損傷が予測された．意識低下があること，安静臥床のため活動水準の確認はできないが，今後注意機能への影響が考えられた．

経　過

意識レベルはJCS Ⅱ 10程度の意識低下があった．しかし，運動麻痺などの身体機能不全は認めなかった．第4病日より，ベッドヘッドアップでの離床練習を開始した．開眼時間は延長したが，教示の理解が得られないことが多く，点滴ルートをいじり，落ち着きがない状態であった．脳血管攣縮なども併発せず，第13病日より起立・立位練習を開始し，第14病日より歩行練習を開始した．歩行は見守りで実施可能であった．軽い運動にて疲労感の訴えがあり，運動の耐久性は低い状態であった．

全身状態が安定し，第13病日後端座位が可能となった．

▶ 連携のポイント

急性期ではドレーンの管理や脳血管攣縮の管理に注意を払う必要がある．離床を進めていく際は，担当医・看護師に状態を確認して実施した．理学療法中の意識レベルの状態や運動麻痺などの神経症状の出現の有無を多職種に情報提供・共有した．

担当医・看護師に安静状態を確認し，適切な時期に離床を進めた．

回復期リハビリテーション病棟入棟時（第27病日〜）

PT　理学療法経過

OT　作業療法経過

評　価

【第27病日】

身体機能面

表情は乏しく，ぼんやりしていた．安静度は出療可能なレベルであった．上下肢の運動麻痺はなく，感覚も左右差はなかった．両下肢のMMTは4〜5となった．BBSは56/56点であった．片脚立位は左右とも10秒以上

【第27病日】意識レベルはJCS2．頭に霞がかかったような感じがすると自覚．軽度意識低下の12項目評価法18/36（中等度の軽度意識低下）であった．麻痺は両片麻痺を呈し，BRSは両上下肢手指いずれもⅥ，スピード性も支障はなかった．MMTは両上肢が5，両下肢が4，握力右25.0kg，左15.0kg

---

106 　Ⅱ　神経系疾患

可能であった．

起居動作はすべて自立レベルであった．快適歩行速度は0.83m/s（10m歩行：12秒，23歩）であり，屋外歩行自立のカットオフ値である0.8m/sを上回っていた．このように歩行速度は自立判定のカットオフ値以上であったが，認知機能の低下により自身の部屋がわからなくなることが頻回にあった．よって歩行場面では見守りが必要であった．連続歩行可能距離は150m程度で疲労があった．

であった．

精神機能はHDS-Rが10/30点，MMSEが13/30点，年齢・年・月，記名，逆唱，想起，言語課題が正答であった．高次脳機能は右側への注意低下あり，歩行中右方向の通路に気づかないことがあった．コミュニケーションの表出は声量小さく聞き取りにくさを認め，語想起困難であった．理解は日常会話が支障なく可能．

基本動作は概ね自立，片脚立位でふらつきあるも，支持物は不要であった．ADLは食事は自立だが，軽度意識低下の影響で1時間以上の時間を要した．排泄自立．入浴監視で可能．移動は棟内自立歩行だが，病棟内で迷うことがあるため適宜声掛けを要した．

課題

意識低下残存，病識低下，注意機能・記憶力低下，コミュニケーション能力低下，役割活動がない．

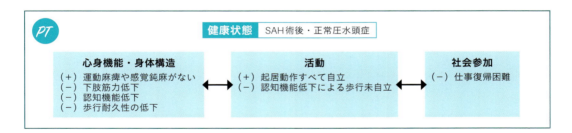

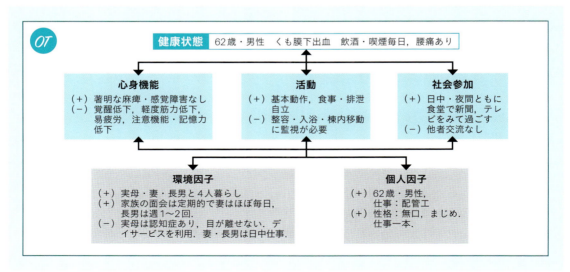

目　標

短期目標：病棟内の歩行自立.

長期目標：屋外歩行が安定して可能となることと，それに伴う連続歩行距離増大（運動耐久性の向上）.

短期目標：意識状態の改善，配分性・選択性注意機能改善し課題実施時間の短縮と正確性を向上，立位が安定しバリア物のある整地での移動の安定.

長期目標：畑管理を再開する．車による通勤手段を検討.

プログラム

1）下肢筋力増強運動（重錘などを使用する場合，教示の理解が不十分となることがあったため，スクワット運動や起立運動などの動作としてわかりやすい方法で実施）

2）歩行練習（連続歩行練習による有酸素運動）

1）注意課題（幾何学模様の16ピースパズル）

2）立位動作練習（またぎ動作，屈み動作，段差昇降練習）

3）筋力増強練習（1.0kgダンベルを使用）

臨床判断

第44病日のCT画像所見より，明らかな側脳室の拡大を認め，正常圧水頭症の進行が確認できた．臨床症状からも歩行機能低下，認知機能低下，失禁の3大兆候が確認できた.

MRI所見で前頭葉内側・前方に損傷を認め，意識低下の改善に伴い脱抑制の症状が現れるようになったと考えられる.

経　過

第27病日，回復期リハビリテーション病棟に入棟した．ぼんやりした様子はあったが，簡単な会話の受け答えは可能であった．発症直後と同様，運動麻痺などの身体機能の低下は認めなかった．しかし，徐々に覚醒レベルの低下を認め教示内容を理解できないことが多くなった．また，第40病日前後から失禁回数の増加，バランス能力低下（片脚立位10秒以下），歩行時はふらつきや前方突進が出現した．快適歩行速度は0.71m/sへと低下し，10m歩行時の歩数も27歩となり歩幅の低下を認めた.

回復期リハビリテーション病棟入棟初日より，仕事場と混乱した行動が夜間に出現していた．「こんなことをしている場合ではない」といいつつも強い拒否はなく，リハビリテーション・プログラムには応じていた．いつも受け身で自ら行う積極性はなく，プログラムには取り組むが疲れやすく，筋力増強運動では1セット行うのに1分かからないが合間に5分程の休憩を要した．立位は徐々に安定しており，高さ10cmの障壁跨ぎや屈んで床のものを拾う応用動作が可能となった.

水頭症と診断され一般病棟へ転科転棟した時期（第42病日）

OT 作業療法経過

評 価

全体像は疲れやすく，リハビリテーション・プログラム中もすぐに手を止めて休む．1.0kgの錘を使用した筋力増強運動は10回1セット行っただけで息切れを認めた．出療に応じないことが増えた．精神機能は年齢誤答し，エピソード記憶で混乱することが増えた．ADLは排泄で尿意を伝えられず失禁し，誘導しても促しを要した．移動は左下肢の躓きが増え，転倒の危険性が高く歩行は軽介助を要した．

課 題

歩行状態悪化，失禁，不適切な社会的行動の増加．

プログラム

1）注意機能課題（9ピースパズル）
2）立位動作練習（キャッチボール）
3）筋力増強運動（1.0kgダンベルを使用）

臨床判断

CT上明らかな脳室拡大を認め，記銘力低下，歩行能力低下，尿失禁は水頭症による症状と考えられた．

目 標

短期目標：離床，立位・歩行能力の向上，ADL自立，記銘力・注意力向上．

経 過

身体機能は疲れやすく，筋力増強運動は2〜3の種類ごとに休憩を必要とした．認知機能は少しの助言で可能であった16ピースパズルを完成させられず，持続性・選択性注意機能の低下を認め，難易度の易しい9ピースパズルに変更した．リハビリテーションの必要性は認識しておらず，気になったテレビ番組があると優先してしまう．思い通りにいかないことがあると，スタッフの手を振り払う，突き飛ばすなどの不適切な情動行動を認めた．第42病日に転科転棟し，第53病日VPシャント術が施行された．

▶ 連携のポイント

担当医・看護師と術後の安静度を確認し，早期に離床とした．

回復期リハビリテーション病棟再入棟時（第60病日〜）

PT／理学療法経過　OT／作業療法経過

評 価

【第61病日】

身体機能面

　全体像は手術前より，声掛けに対する動作の反応は早く，見当識も良好になった．

　BBS は 56/56 点となり，片脚立位は左右どちらも 20 秒以上保持可能となった．

　起居動作はすべて自立レベルであった．歩行は歩行中のふらつきや前方突進歩行はなく，自身の部屋がわからなくなることはなくなった．快適歩行速度は 1.4m／秒（10m 歩行：7秒，17歩）となり，歩行速度の向上を認めた．ただし，歩行距離の増大に伴う疲労感の訴えがあり，歩行の耐久性は低下していた．

　　【第61病日】意識レベルは清明となり，軽度意識低下の12項目評価法7/36（軽度意識低下）．精神機能は HDS-R が 24/30 点，MMSE が 26/30 点で想起・遅延再生低下，ワーキングメモリの低下を認めた．入院後の記憶は曖昧だが，エピソード記憶は良好．病前の生活について詳細を説明できた．コミュニケーションは理解・表出ともに日常会話では支障はなかったが，仕事の話題で専門用語の想起が困難であった．

　　高次脳機能は TMT-A が 120 秒（60歳代平均157.6 ± 65.8），TMT-B が 221 秒（60歳代平均216.2 ± 84.7）であった．

　　ADL は食事・整容・更衣・排泄が自立，入浴は術部管理のため洗髪のみ介助を要した．

課 題

　軽度意識低下，入浴介助，仕事・畑作業への参加が困難，スケジュール把握の困難とした．

目 標

　短期目標：院内 ADL 動作の自立．

　長期目標：自宅退院後の移動は徒歩であることが予想されたため，屋外移動に向けた耐久性の向上と，段差昇降などの応用動作能力向上．

　短期目標：復職に向けて職場との連絡・調整，職業動作練習，入浴自立，記銘力・注意力向上，立位安定性向上．

　長期目標：復職，農作物の栽培．

プログラム

1) スクワット，踵挙上運動による下肢筋力増強運動
2) 歩行練習（連続歩行練習，不整地での応用歩行練習も実施）
3) 心肺機能の維持・向上を目的とした自転車エルゴメーター

1) 入浴動作練習（浴槽シミュレータ，一般浴での入浴練習）
2) 職業動作練習（模擬的書類作成，計算課題，運転評価）
3) 立位動作練習（屈み動作）
4) 畑作業への参加

第2章　画像情報とケーススタディ

臨床判断

CT画像より，拡大していた側脳室の縮小を確認でき，意識レベル，身体機能の改善が得られると考えた．

CT所見より水頭症は回復しており，歩行状態，記憶力，排尿の改善があった．また，前頭葉の損傷は認められたが意識・注意機能は向上した．

経　過

第54病日，正常圧水頭症に対してシャント術が施行され，第55病日より理学療法を再開した．明らかな覚醒レベルの改善が確認でき第60病日，回復期リハビリテーション病棟に再入棟した．術前は自力で理学療法室から自室に戻ることができなかったが，術後は迷うことなく自室に戻れるようになっていた．また，歩行能力の改善や失禁も消失した．

運動耐久性は向上し，立位での物品操作を20分行っても疲労なし．ふらつきもなく，高さ15cmの障壁またぎ，段差昇降，屈み動作が可能．当院の一角にある畑内での不整地歩行練習は安定しており，草むしり作業も可能．復職に向けて具体的に仕事内容を列挙し，職場への移動手段について一緒に考えることができた．

▶ 連携のポイント

術後は安静度を担当医・看護師に確認し離床を進めた．理学療法では病院内の移動能力を，歩行動作としての安全性と，自室に戻ることが可能であるかなどの認知的側面を評価し，多職種とともに自立に向けて協議を行った．

担当医・看護師と術後の安静度を確認し，早期に離床した．ソーシャルワーカー，家族と現状を共有し自宅生活・復職への準備（職場との連絡調整，通勤手段の確認）に着手した．

退院時（第107病日）

PT　理学療法経過

OT　作業療法経過

評　価

【第107病日】
身体機能面

コミュニケーションは良好で，仕事や私生活の話題について話すことができるようになった．両下肢のMMTは5に改善し，BBSは56/56点，片脚立位は左右挙上どちらも30秒以上保持可能となった．

動作はすべて自立した．10m歩行評価（快適歩行速度）：7秒（17歩）．

【第107病日】意識レベルは清明．上下肢のMMTは5，疼痛は左肩関節の屈曲と外転可動域に認めた．

精神機能はHDS-Rが29点，MMSEが30点．スケジュール管理も可能となった．注意機能はTMT-Aが120秒，TMT-Bが147秒となり年齢相応の範囲内となった．コミュニケーションは職場との連絡調整も可能となった．

基本動作は自立．ADLは食事・整容・更衣・排泄・入浴動作は自立となった．

4-くも膜下出血　111

経　過

意識は清明で，コミュニケーションも良好となり，笑顔の表情も増えた．運動麻痺などの身体機能低下はなく，下肢筋力に関しても左右差は認めなかった．歩行は完全自立し，階段昇降などの応用動作も完全自立の状態となった．第107病日，自宅退院となった．

1時間程度の活動を行っても疲労を訴えず，記憶・注意機能も顕著な改善を認め，身体機能・精神機能共に復職が可能と思われるまで改善を認めた．職場への移動は自家用車ではなく，当面はバスなどの公共交通機関の利用とした．今後の復職時期については当人・職場との間で調整するのみとなり自宅退院となった．

▶ 連携のポイント

家族に対して現状の身体機能の情報提供を行った．家族は発症時とその後の正常圧水頭症による能力低下を目の当たりにし，今後の生活に対する不安感があった．そこで家族とコミュニケーションをとることや，理学療法場面を見学してもらうことによって，不安感の軽減に努めた．

担当医と復職することに支障がないことを確認した．理学療法士とは配管工という職業上，復職するために身体的な課題はないことを確認した．当人・家族と話し合い，職場との連絡は当人・家族で行うことを確認した．

今後の課題・反省点

本症例はくも膜下出血後に生じる，正常圧水頭症の典型的な症状が出現した症例であった．適切なタイミングで正常圧水頭症の手術が施行されるためにも，詳細な理学療法評価が必要である．正常圧水頭症における3大兆候の一つである歩行機能低下は評価すべきポイントであると考える．視診による歩行不安定さの他，歩行速度や歩幅などの客観的な歩行分析を適宜行い，日々の能力変化を追うことが重要である．また状況変化を担当医や看護師などに報告し，共有していくことが重要であると感じた．

本症例は，意識レベルの低下や認知機能低下により廃用症候群をきたす可能性があった．よって，理学療法プログラムでは廃用症候群などの二次的な機能低下を防ぐことが求められた．急性期の臥床時期はベッドサイド下肢運動などを実施し，離床許可が得られた後は座位や起立，立位練習を行った．意識レベルの低下により運動内容がうまく伝わらない場合は，起立動作やスクワットなどわかりやす

本症例は典型的な水頭症の症状を呈していた．同時に周囲のスタッフに対し，不適切な社会的行動が出現したが，水頭症による認知機能低下における理解力低下に加え，易疲労が行動出現へ影響したと考えられた．症例の不安な気持ちや，疲労感を理解し，寄り添うことで心理面のサポートを行う必要があった．また，他スタッフと症例への対応方法を共有する必要があった．

復職について，本症例と職場との間で調整を行ってもらったが，軽度の意識低下が持続的にみられていたこと，注意機能低下の影響から，自動車運転を控えることとなった経緯について，職場の理解を得る必要があったと考える．

い内容を中心に実施した．頭痛がある場合は，理学療法の時間を短くし，午前午後に分け少量頻回にて行うなど配慮をした．急性期の段階では脳血管攣縮のリスクを伴うため，離床後に血圧が低下しないか血圧管理を行い，運動療法を実施するなど，状態管理をしっかり行うことが重要であった．

参考文献

1) 日本脳卒中学会 脳卒中ガイドライン委員会（編）：脳卒中治療ガイドライン2015．協和企画，2015，pp 143-159
2) 酒向正春，他：回復機能予後からみた被殻出血314例の急性期治療方針の検討．脳卒中 32：602-610，2010
3) 後藤文男，他：脳血管障害の治療と予後に関する多施設共同研究　第1報　被殻出血．脳卒中 12：493-500，1990
4) 日本脳卒中学会　脳卒中ガイドライン委員会（編）：脳卒中治療ガイドライン2015．協和企画，2015，pp155-159
5) Cho SH, et al.：Motor outcome according to diffusion tensor tractography findings in the early stage of intracerebral hemorrhage. Neurosci Lett 421：142-146, 2007
6) Kim EH, et al.：Motor outcome prediction using diffusion tensor tractography of the corticospinal tract in large middle cerebral artery territory infarct. Neurorehabilitaion 32：583-590, 2013
7) 後藤文男，他：脳血管障害の治療と予後に関する多施設共同研究　第2報　視床出血．脳卒中 14：72-78，1992
8) Swayne OBC, et al.：Stage of motor output reorganization after hemispheric stroke suggested by longitudinal studies of cortical physiology. Cerebral Cortex 18(8)：1902-1922, 2008
9) 原寛美：脳卒中運動麻痺回復可塑性理論とステージ理論に依拠したリハビリテーション．脳神経外科ジャーナル，21(7)：516-526，2012
10) Perry J, et al.：Classification of walking handicap in the stroke population. Stroke, 26(6)：982-989, 1995
11) 日本脳卒中学会 脳卒中ガイドライン委員会（編）：脳卒中治療ガイドライン2015．協和企画，2015，pp61-70
12) 吉村紳一：急性期脳梗塞に対する血管内治療のエビデンス確立．脳神経外科 44：359-369，2016
13) Rosengart AJ, et al.：Prognostic factors for outcome in patients with aneurysmal subarachnoid hemorrhage. Stroke 38：2315-2321, 2007
14) 宮崎浩一，他：くも膜下出血において退院時ADLに影響を与える因子の検討−Classification and regression（CART）を用いた予後予測の試み−．脳卒中 30：69-71，2008

III 内部疾患

1 慢性閉塞性肺疾患（COPD）

❖ 症例紹介

性　別：男性
年　齢：60歳代
職　業：建設会社役員
社会的背景：妻と2人暮らし．近隣に娘夫婦在住．入院前のADLは自立していた．
診断名：細菌性肺炎，慢性閉塞性肺疾患（Chronic obstructive pulmonary disease：COPD）増悪
既往歴：200X年　早期胃がん（内視鏡的粘膜下層剥離術後）
　　　　200X＋3年　右肺腺がん（胸腔鏡補助下右肺中葉切除術，右上下葉部分切除，リンパ節郭清術）
　　　　200X＋5年　左肺腺がん（胸腔鏡補助下左肺S6区域切除術後）
生活歴：喫煙30本/44年（現在は禁煙）．喘息なし
経過の概要：200X＋3年8月に胸腔鏡補助下右肺中葉切除術，右上下葉部分切除，リンパ節郭清術が施行され肺腺がんのステージⅠAと診断され外来経過観察．200X＋5年10月に左肺S6に結節病変を認め，胸腔鏡補助下左肺S6区域切除術を施行された．病理結果よりステージⅡAと診断され補助化学療法を200X＋6年3月まで繰り返していた．同年の10月中旬より体調不良を自覚．当院外来を受診時，発熱を認め両側肺炎と診断．加えてCOPDの増悪もあり同日当院入院となった．

❖ 疾患の病態

入院時より発熱および炎症高値（CRP：25.5mg/dL），血液ガス検査上での低酸素血症，画像上両側肺野に浸潤影を認め（図2-3-1），肺炎と診断された．肺がん術後かつ化学療法後であり，浸潤影は両側に広範に分布しており非定型を疑われた．また，両側肺野に気腫性変化を認めておりCOPDの増悪も酸素化能低下の一要因であると考えられた．

❖ 治　療

初期治療の低酸素血症に対しては酸素投与，肺炎に対しては抗菌薬投与を行う．COPDもありCO_2ナルコーシスの予防のため酸素投与は慎重に行う必要がある．酸素化能に関しては定期的に血液ガス検査や酸素飽和度（SpO_2）の経過を観察する．肺炎の経過には画像検査（単純Ｘ線，CT）にて経過を追い，酸素化や肺炎の改善が見られない場合はステロイドパルス療法の適応か判断していく．また肺がん手術，化学療法後であり再発なども視野に入れ，肺炎の状態を観察する．

❖ 画像を診るポイント

図2-3-1　入院時CT画像（左）・単純X線画像（右）

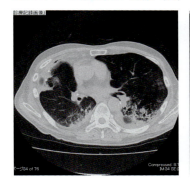
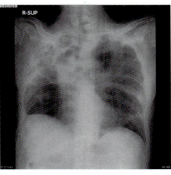

両側に浸潤影，
肺気腫が散在，
左側胸水貯留

図2-3-2　第18病日CT画像（左）・単純X線画像（右）

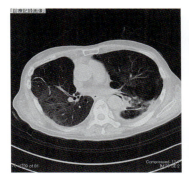
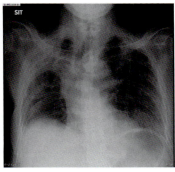

両側に浸潤影，
肺気腫が散在，
左側胸水減少

図2-3-3　退院時CT画像（左）・単純X線画像（右）

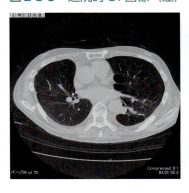
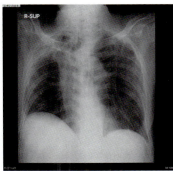

両側の浸潤影は改善，
肺気腫が散在

❖ 予後予測

　画像上肺炎は広範囲に認められ，抗菌薬投与によって改善すると，ある程度のADL改善も見込まれるため予後は良好と思われる．しかし，本症例はCOPDの既往があり，両側肺がんによる肺部分切除後であることから呼吸機能の予備力は非常に乏しい．そのため，抗菌薬治療が奏功せず，ステロイドパルス療法を施行した場合，易感染性によってさらなる肺炎の発症や増悪の可能性があり，予後は不良になることが予想された．

第4病日（肺炎発症初期）

PT 理学療法経過

評　価

全体像

　活動範囲はベッド上安静と制限されていた．コミュニケーション能力は良好．労作時の呼吸困難を認める．リハビリテーションへの意欲は低く，表情は険しい．

基本動作

　起き上がり動作，移乗動作は自立しており，端座位や立位保持は安定していた．

筋力

　下肢の筋力低下はなく，下腿最大周径は右が28.0cm，左が28.0cmで左右差はなかった．

呼吸機能

　酸素量はシンプルマスク（簡易型マスク）（4L/min）を装着してSpO_2：95～96％を推移していたが，労作により容易にSpO_2は80％台後半に低下した．呼吸音は全肺野において呼吸音の減弱を認め，吸気，呼気時に水泡音（コースクラックル）を聴取した．呼吸の補助筋である両側胸鎖乳突筋，斜角筋には過緊張を認めたが，圧痛はなかった．呼吸法は胸式呼吸優位で努力性呼吸を呈しており，横隔膜の上下の動きは少なかった．咳嗽は自己喀痰可能であり，湿性咳嗽を認めたが，飲水時にむせは認めなかった．

目　標

　短期目標：①ベッドサイド周囲の基本動作能力維持，上下肢筋力の維持，②呼吸筋補助筋の疲労，仕事量軽減．

　長期目標：①臥床による廃用性症候群の予防（筋力低下，ADL低下）．呼吸器合併症の予防（誤嚥性肺炎など），②症状の回復に合わせたADLの拡大．

プログラム

　呼吸補助筋のリラクセーション，上下肢の自動運動（自覚的運動強度〈Borgスケール〉が9～11程度，翌日に筋肉痛や疲労が生じない強度で実施），端座位や移乗練習などのベッドサイドの基本動作練習．

臨床判断

　両側肺野に広範囲な浸潤影を認めたことから肺炎の活動期であり，SpO_2も容易に低下することから，酸素療法や抗菌薬治療が優先された．この時期に活動量を高めるためのADLの拡大とさらなる呼吸機能の悪化を招き，症状の増悪が懸念された．よって，最低限のADL維持が妥当であると考えた．また呼吸は努力性呼吸であり，呼吸補助筋の過活動を抑え呼吸筋の疲労を防ぐ必要があった．

▶ **連携のポイント**

　積極的な運動療法の介入が難しく，今後の廃用性症候群によるADL低下の可能性を考え，作業療法の必要性をリハビリテーション医とカンファレンスで検討した．最低限のADL能力確保のため，病棟看護師とセラピスト間で基本動作能力の確認と病棟内ADL指導の統一に心がけた．

第2章　画像情報とケーススタディ

第15病日（ADL能力の改善を目的に作業療法を追加）

OT　作業療法経過

評　価

全体像

コミュニケーション能力は良好．昼夜問わず臥床傾向であった．

ADL評価

食事は長時間の端座位保持は難しく，ベッド上ヘッドアップ60°で実施．料理を口へ運ぶ際は，上肢の筋力低下により震えを認めた．易疲労性のため自力で全量摂取できず最終的には介助を要した．

目　標

短期目標：端座位姿勢保持の持久性向上（食事に必要な30分程度）．
長期目標：安定した座位姿勢の獲得，食事動作の自立．

プログラム

下肢の抵抗運動（自覚的運動強度〈Borgスケール〉が11～13程度），歩行練習．

臨床判断

肺炎は酸素療法および抗菌薬治療では奏効せず，酸素化能の悪化を認め，ステロイドパルス療法が施行された．その後肺炎は徐々に改善傾向にあったが，肺炎による異化亢進や食事摂取不良による低栄養状態，炎症暴露後の不活動などから全身性の筋萎縮を認め，ADLは著しく低下した．肺炎は画像上改善傾向にあり，酸素化能の悪化や感染兆候がないか注意深く観察しながら，ADLの活動量を徐々に拡大していく必要があった．

▶ 連携のポイント

肺炎は徐々に改善する傾向にあったが，ADLを遂行するための耐久性が著明に低下しており，セラピストと病棟看護師間でADLの現状や基本動作レベルを確認した．本症例の身体能力に応じて病棟ADLの進め方について担当医，看護師，セラピストなどの関連職種間でカンファレンスを頻回に開き，ADL低下の予防や廃用性症候群の進行防止に努めた．

1-慢性閉塞性肺疾患（COPD）　117

第18病日（ステロイドパルス療法後，肺炎は改善傾向）

PT　理学療法経過

評　価

全体像

　全身の廃用性による筋萎縮および労作時の呼吸困難を認めた．活動範囲はベッドサイド周囲と車いすへの移乗まで許可されていた．

基本動作

　起き上がり動作は自力で不可能なため最大介助，移乗動作ともに全介助となった．端座位や立位保持は両上肢の支えと介助者による見守りが必要であった．

筋力

　MMTによる下肢の筋力は3，上肢のそれは4で，下腿最大周径は右が26.0cm，左が26.0cmに減少した．握力は右が10.4kg，左が11.4kgであった．

呼吸機能

　酸素量はネーザルハイフロー（酸素30L/分，FiO_2：0.8），SpO_2：96〜98％を推移していたが，労作によりSpO_2は90台前半に低下した．呼吸音は全肺野において呼吸音の減弱を認め，右上葉に水泡音（コースクラックル）を確認した （**図2-3-2**）．両側胸鎖乳突筋，斜角筋の呼吸補助筋に過緊張を認めたが，圧痛はなかった．呼吸法は胸式呼吸優位で努力性呼吸を呈しており，横隔膜の動きは少なかった．咳嗽は自己喀痰可能，湿性咳嗽を認め，飲水時にむせを認めた．

目　標

　短期目標：①基本動作の介助量軽減，労作時のSpO_2低下がないか確認しながらADLを徐々に拡大，上下肢筋力の向上，②腹式呼吸練習やリラクセーションによる呼吸補助筋の疲労軽減．

　長期目標：①臥床による廃用性症候群の予防（筋力低下，ADL低下），②呼吸器合併症の予防（誤嚥性肺炎など），③症状の回復に合わせたADLの拡大．

プログラム

　呼吸補助筋のリラクセーション，腹式呼吸練習，上下肢のROM練習，端座位保持練習．

第32病日

理学療法経過

OT　作業療法経過

評　価

全体像

　全身性の筋萎縮を認め，労作時は特に呼吸困難を認めた．ベッド上での活動範囲は制限なく，リハビリテーションへの意欲は向上した．

基本動作

　起き上がり動作は自立．移乗動作は見守り

全体像

　コミュニケーション能力は良好．日中の座位時間は徐々に延長しており，表情も穏やかであった．

ADL評価

　食事は端座位で行い姿勢保持は安定していた．食事の後半は筋疲労により上肢の震えを

で可能となり，端座位や立位保持は上肢支持があれば安定していた．

筋力

MMTによる筋力は上肢4，下肢4で下腿最大周径は右が26.0cm，左が26.0cmで変化ないが，握力は右が15.2kg，左が18.0kgに改善した．

呼吸機能

酸素量は鼻カニューレ2L/min，SpO_2：96～98%を推移しており，労作によるSpO_2低下も認めなかった．呼吸音は両下葉において呼吸音の減弱を認めた．両側胸鎖乳突筋，斜角筋の呼吸補助筋は過緊張を認めたが圧痛はなかった．呼吸法は胸式呼吸が優位であり，労作により容易に努力性呼吸を呈した．咳嗽は自己喀痰可能で湿性咳嗽なし．飲水はとろみをつけ，むせはなくなった．

認めたが，全量摂取可能であった．

目　標

短期目標：上下肢筋力の向上，呼吸補助筋の疲労軽減．

長期目標：補助具使用し室内歩行自立　段差昇降動作の獲得，労作時（食事）の易疲労性改善．

臨床判断

画像所見からは肺炎の改善が考えられた．それに加え労作時の呼吸困難も介入当初と比較し，軽減していた．身体機能は起き上がりや立ち上がりなどの基本動作能力も向上してきており，日中の活動量も徐々に向上していた．そのため，今後は身体的な疲労度を確認しながら積極的に筋力増強や動作練習を行っていくことで，さらなる動作能力の向上が見込めると考えた．

画像（図2-3-3）からは両側肺野の浸潤影は改善しており，酸素化能も改善が確認されたことから肺炎は改善傾向にあると推論した．ADL能力も徐々に向上してきており，身辺動作の自立度も向上していた．廃用性による四肢の筋萎縮は変化ないが，食事摂取も円滑に可能になり，栄養状態も徐々に改善してきた．本症例にはCOPDの既往があるため，今後も酸素化能や症状の変動に注視しリハビリテーションを続けることで，今後もADLや基本動作能力の向上が見込まれると考えた．

▶ 連携のポイント

活動量が向上していく一方で，立ち上がりや立位にはまだ上肢の支持が必要な状態であり，移乗動作時などの転倒がリスクとしてあ

肺炎は改善しADLの活動量も拡大してきており，今後のADL向上のために，リハビリテーション・プログラム外の活動量の向上

げられた．そのため病棟の看護師とともに現在の動作能力や動作方法，介助量などを確認することで，転倒リスクの低減および過介助を防ぐ工夫をした．

を目指し，病棟看護師と動作能力の確認と統一を心がけた．また，自室で実施する自主トレーニングメニューを作成し，家族や看護師とも実施できるよう工夫した．

今後の課題・反省点

肺炎発症初期は積極的なリハビリテーション介入は難しく，長期臥床を余儀なくされ全身性の著明な筋萎縮や基本動作能力低下を招くことになった．今後は発症初期より関連職種間でカンファレンスを開き，病態やリスク管理を検討したうえで，廃用性症候群の予防に努めていく必要がある．

今回は身体機能面に対しての介入が多かったが，今後は視点を広げて，患者の自宅での役割や社会的な背景を考慮した多面的に介入する必要性があった．そのことで，身体機能改善や自宅復帰までではなく，より安寧な生活を考えた関わりに努めていく必要がある．

2 肺 炎

❖ 症例紹介

性　別：男性
年　齢：80歳代
職　業：無職
社会的背景：家族構成は80歳代後半の妻と同居で，息子夫婦とは別居．入院前のADLは自立していたが，尿道カテーテル挿入していたため，自宅での入浴は制限されており，清拭と足浴の介助を要していた．自宅内移動は四点杖歩行，屋外は四点杖を用いて自宅周りを散歩する程度で，主に自宅内で生活していた．生活の大半は自室と居間のある1階で過ごし，1日の生活は6～7時に起床し，21時頃就寝する規則正しい生活を送っていた．介護保険は要介護1であったが，介護サービスの利用はしていなかった．住宅環境は2階建ての一戸建てであり，玄関は引き戸でアプローチから玄関に入るまでに20～25cmの段差が3段あり，トイレ入り口は開き戸で20cmの段差あり，トイレ形状は洋式．手すりは玄関とトイレの段差部分に設置済みであった．
既往歴：50歳高血圧，60歳左眼失明，76歳大腸ポリープ切除，78歳間質性肺炎，ネフローゼ症候群．不明：COPD，ステロイド糖尿病．
喫煙歴：20～60歳まで40本/日，ブリンクマン指数（1日の喫煙本数×喫煙年数＝1,600）．
※ブリンクマン指数400以上で肺がんが発生しやすい状況になり，600以上の人は肺がんの高度危険群であり，1,200以上で喉頭がんの危険性が極めて高くなるといわれている．
経過の概要：20XX年5月10日呼吸苦・発熱・体動困難のためA病院に救急搬送され，尿路感染，心不全増悪のため入院となった．5月12日血圧低下，腎機能悪化を認め，透析治療目的のため翌日当院腎臓内科に転科した．同日全身管理目的のためハートセンターへ転棟し人工呼吸器による管理下となった**（図2-3-4～6）**．5月18日透析施行し1,000mL除水され，5月20日採血データ上，尿素窒素（Blood urea nitrogen：BUN）62mg/dL，クレアチニン2.7mg/dL，尿量100～140mL/2h，中心静脈圧（Central venous pressure：CVP）7～9mmHgで経過しており透析終了となった．5月20日より理学療法開始，5月23日抜管となり，5月25日に一般病棟に転棟となった．転棟時インスピロンで4L 35％の酸素投与を行っていたが，徐々に酸素流量を減量していった．炎症反応・腎機能・血糖値は安定し，ADLも車いす座位レベルまで拡大してきたため，さらなるリハビリテーション継続目的で7月14日他院転院となった．

❖ 疾患の病態

　肺炎は細菌やウイルスが肺胞に侵入し，炎症を引き起こすことで発症する疾患である．肺炎のタイプには，肺炎の原因となる病原微生物によって，細菌性肺炎，ウイルス性肺炎と細菌とウイルスの中間的な性質をもつ非定型肺炎の3つに分類される．肺炎の症状は激しい咳，38度以上の発熱が長く続き，肺胞の中に水が貯留すると呼吸困難となり，さらに肺の炎症が重度化すると胸膜の炎症を誘発して胸の痛み，全身の倦怠感などがある．
他部門情報
[中間評価時]
　肺炎の症状は改善傾向にあり，腎機能，水分バランスは正常．炎症反応の変動はあるが原因不

明．妻と2人暮らしで自宅に戻るのは難しく，回復に時間を要すると想定され継続的なリハビリテーションの処方がなされた．病棟ではヘッドアップ座位の時間を増やし，規則正しい生活リズムを付けるため活動性を上げることであった．痰の粘性は高く，自己喀出は困難のため看護師が3時間おきに吸引していた．臀部の皮膚状態は良好．自ら体位を変換できないため，2時間おきの体位交換を実施しており，特にリハビリテーション後の疲労感の訴えは強かった．

[最終評価時]

　全身状態は安定しており，他施設への転院待ちであった．看護師からは痰の貯留量は減ってきているが，粘性の高い痰があり時間ごとに吸引実施しているが，自己喀出は一部できるものの，再び飲み込んでしまうことが多かった．摂食状況は義歯が完成したことにより，少しずつ摂食量の改善と，体重の増加を認めた．

❖ 画像を診るポイント

図 2-3-4
5月13日　入院1日目CT画像

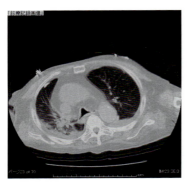

右下葉に浸潤影あり，左右気管支の走行が末梢まで確認できるため気管支透亮像（エアーブロンコグラム）あり．

図 2-3-5
5月13日　入院1日目CT画像

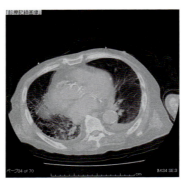

右下葉背側に多数の蜂の巣様陰影あり，心拡大認める．

図 2-3-6
5月13日　単純X線ポータブル

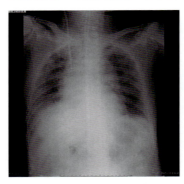

右気管支偏移，全体的に透過性低下，両側C-Pアングル鈍化，左シルエットサイン陽性，肺野全体的にすりガラス陰影あり，心拡大（心胸郭比〈Cardio-thoracic-ratio：CTR〉63%）．

図 2-3-7
5月15日　単純X線ポータブル

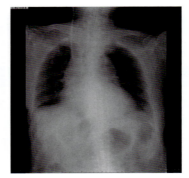

右気管支偏移，全体的に透過性は亢進，両側C-Pアングル鈍化，左シルエットサイン陽性，全体的にすりガラス陰影．

図 2-3-8
6月25日　単純X線ポータブル

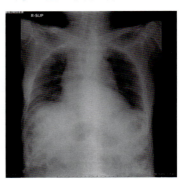

右気管支偏移，全体的に透過性は亢進，両側C-Pアングルは徐々に明瞭に，左シルエットサイン陰性，全体的にすりガラス陰影，CTR58%．

第10病日

PT

理学療法経過

評　価

全体像

　意識レベルはJCS1で呼びかけに開眼し，選択肢による質問では頷きや首振りで返答可能であった．

人工呼吸器設定

　自発呼吸で換気が可能となりPS/CPAPモードが選択された．FiO_2（酸素濃度）は0.3，終末呼気陽圧（Positive end expiratory pressure：PEEP）は2，Above PEEPは6だった．1回換気量は400〜500mLと十分で，呼吸数は20〜25回/分，脈拍は70bpm（beats/min）と問題なかった．

血中ガス

　動脈血酸素分圧（PaO_2）は107mmHg，二酸化炭素分圧（$PaCO_2$）33.3mmHg，酸塩基平衡（PH）は7.47，重炭酸イオン（$HCO_3{}^-$）は24.2mmol/L，塩基余剰（BE）は＋1.1mmol/L．
　呼吸の酸素化の状態を示すP/F比（P/F ratio：酸素化係数）は357であった．

バイタルサイン

　BP140/69mmHg，四肢末梢の皮膚は温かく，乾燥していた．尿量は70mL/2h．

痰の性状と喀出能力

　加温加湿のレベルを高く設定した．痰は粘稠痰であり，淡々血性（白色にピンク色混じり）量は多く，痰の自己喀出は困難で適宜吸引実施した．

循環動態

　中心静脈圧（CVP）は5〜6mmHg，水分バランスは＋714mL，カリウムは5.1mEq/Lと高く，致死性不整脈の出現はないがT波の増高がやや認められた．全身に浮腫があり，紫斑点在しており，血糖値BS241mg/dL，ヒューマリンR2単位が皮下注射された．

身体機能

　聴診上も全肺野において気管呼吸音・肺胞呼吸音共に減弱しており，特に下葉領域が減弱していた．痰が貯留してくると断続性ラ音が聴取できたが，吸痰にてラ音は消失した．腹部の蠕動音は聴取可能であった．呼吸パターンは努力性であり，胸鎖乳突筋・斜角筋など呼吸補助筋の過剰収縮を認めた．胸郭はビア樽状で触診にて上部胸郭・下部胸郭とも柔軟性は低下していた．
　筋力はMMTで両上肢が1〜2，両下肢が1〜2であった．
　FIMは運動項目が13/91点，認知項目が29/35点，運動項目はすべての項目が1点で全介助レベルで，認知項目は理解・表出・社会的交流6点，問題解決・記憶が5点であった．

目　標

　短期目標：呼吸・循環状態改善，筋力維持改善，端座位保持自立，車いす乗車時間の延長（20分間），抜管．
　長期目標：筋力維持改善，基本動作能力改善，ADL改善，QOL改善．

プログラム

　下側肺機能不全に対し下葉の換気と排痰を促すため，左側および右側の前傾側臥位を中心に体

位ドレナージを実施した．ステロイドを使用していることから，皮膚組織の脆弱性を認め，皮下出血もあるため体位交換時，衣服やベッドによる皮膚の摩擦には十分注意した．X-P上胸郭全体の透過性が低下しており**(図2-3-7)**，聴診上も全肺野において気管呼吸音・肺胞呼吸音共に減弱し，特に下葉領域は著しく減弱していた．意識低下が認められ，ベッドサイドでは端座位による頸部・体幹の抗重力位保持の体位は選択せず，体をベッドに預けたまま下肢を降ろして座位をとる「もたれ端座位」や臥位による体位ドレナージの姿勢を選択した．意識低下が改善してからは，可及的速やかに端座位保持練習，車いす座位を開始した．端座位保持時の体幹保持能力の低下により，開始当初は頭部の伸展，頸部の屈曲，胸腰椎の後弯，骨盤の後傾位であり，後方へバランスを崩しやすいため，前方に重心を移動させる介助が必要であった．車いすへの移乗動作は全介助で実施していた．抜管後著明な四肢筋力の低下を認めた．集中治療後症候群（Post intensive care syndrome：PICS）とは，重症疾患に伴い起こる長期的な合併症のことである．その中の身体機能症候の一つとしてICU-AW（Intensive care unit-acquired weakness）が挙げられる[1]．ICU-AWとは，集中治療在室中に生じる急性のびまん性筋力低下を指す．重症患者における筋力低下の原因としては，軸索症候型の神経症候型や筋原性のもの（Critical illness polyneuropathy/myopathy）が知られていたが，ICU-AWはこれらを統合する概念である．

ICU-AWの診断基準としてはMRCスコアにて48点/60点以下とされている[2]．本症例では22点/60点であった．

第21病日

PT

理学療法経過

評　価

全体像

鼻カニューレにて酸素3L/min投与．尿道（膀胱）留置カテーテル装着，コミュニケーションは良好．理学療法に対して協力的であった．

血中ガス

動脈血酸素分圧（PaO_2）は85mmHg，二酸化炭素分圧（$PaCO_2$）32.1mmHg，酸塩基平衡（PH）は7.52，重炭酸イオン（HCO_3^-）は26.4mmol/L，塩基余剰（BE）は＋3.9mmol/Lであった．

バイタルサイン

理学療法介入前後で，血圧は155/79→141/74mmHg，脈拍は78→80回/分，SpO_2は97→98％，呼吸数は20→23回/分であった．

血液検査

Hb（g/dL）は9.8（Low），CRP（mg/dL）は7.11（High），BUN（mg/dL）は51（High），Cr（mg/dL）は1.33（High），Alb（g/dL）は2.1（Low）であった．

呼吸困難感・疲労感（修正Borgスケール）

呼吸困難感に関しては理学療法前は0，車いす乗車時は0，理学療法後は1であった．

疲労感に関しては理学療法前は0，車いす乗車時は6，理学療法後は7であった．

身体機能

視診では全身浮腫を認め，皮膚は乾燥し脆弱していた．また，胸郭はビア樽状，呼吸リズムは

時々不整になった．触診では下部胸郭の柔軟性が特に低下していた．聴診では両側下葉の気管支呼吸音にて低音性連続性ラ音が聴取できた．痰の吸引後ラ音は消失した．

筋力

肩関節周囲筋は1レベル，肩以外の上肢，下肢周囲筋は2レベルであった．

MRCスコアでは22/60点，ICU-AW，ICU在室中に生じる急性のびまん性筋力低下を示した．

握力（車いす座位にて測定）は，右4kg，左3kgであった．（成人男性75〜79歳の平均握力は35.0kg）

膝伸展筋力は，ハンドヘルドダイナモメータ（HHD）にて計測すると右3.9kg（Weight bearing index：WBI 6.5%），左5.8kg（WBI 9.6%）であった．

形態測定

胸郭拡張差は腋窩部で1.5cm，剣状突起部で1.5cmであった．（健常80歳代の胸郭拡張差の平均値は腋窩部：3.3±1.8cm，剣状突起部：3.5±1.1cm）

基本動作

寝返り，端座位保持は一部介助，起き上がり，座位移動，立ち上がり，立位保持，車いすへの移乗動作は全介助であった．

車いす座位保持

車いす座位20分間可能，座位後の疲労感はBorgスケール6/10点で，バイタルは安定していた．

ADL FIM

運動項目は13点，認知項目は35点，運動項目はすべての項目において1点であった．

目　標

短期目標：痰の自己喀出可能，筋力維持改善，運動耐用能改善，基本動作能力改善，車いす自走距離の延長，ADL改善（特に食事動作時の疲労感改善），QOL改善．

長期目標：痰の自己喀出可能，筋力維持改善，運動耐用能改善，基本動作能力改善，車いす自走距離の延長，ADL改善，QOL改善，転院に向けて介助量軽減．

プログラム

胸郭の可動性拡大のため肋間筋のストレッチや胸郭捻転などの徒手的アプローチに加え，四肢・体幹の筋力増強運動，咳嗽，基本動作，車いす座位，車いす自走練習など実施．中間評価時点で鼻カニューレにて酸素3L/min投与して，酸素化の指標であるP/F比（P/F ratio：酸素化係数）は260程度であった．また，低栄養状態に加え，全身の浮腫を認め，腎機能も悪く，心胸郭比CTRは60%以上，BNP（Brain natriuretic peptide）も200pg/mL以上であり，肺炎も残存し，中等度の心不全も認める状態であった．また貧血もあり，運動負荷に注意が必要であった．具体的には移乗動作や車いす座位乗車保持でも疲労感が強く，基本動作練習や座位保持練習やベッド上の四肢の運動時でも，Borgスケールにて疲労感を確認しながら過負荷とならないように運動を進めた．リハビリテーション以外の日中は活動性が低下しやすいため，病棟の看護師と連携をとり，病棟内で車いす座位やヘッドアップ座位の時間を増やすなど活動性の向上を図った．

本症例の身体的な特徴的な所見は，廃用性による四肢筋力の著しい弱化が挙げられた．中でも肩関節周囲筋の弱化が著明であり，食事動作時に努力性の呼吸を認めた．上肢挙上時に呼吸補助筋が過度に使用しているため，食事動作中に強い疲労感を呈し，摂食量も増えなかった．そこでOTは食事動作時の疲労が生じない環境の設定を行った．両上肢の下方にポジショニング枕を挿入して，無理な両上肢の挙上を避け，さらに食事中の安定した座位姿勢を目指した．

第37病日

OT 作業療法経過

評 価

バイタルサインはBPが153/95mmHgであり,安静時のSpO$_2$は98%であった.
ニーズは自分自身で食事がしたい.
HDS-Rは21/30点で,日付,逆唱,想起,視覚的即時記憶,語の流調性が減点であった.

MMT

肩関節屈曲　右：2　左：2
肘関節屈曲　右：2　左：3
股関節屈曲　右：2　左：3
膝関節屈曲　右：2　左：2

基本動作は寝返りがベッド柵使用して中等度介助を要し,起き上がりはヘッドアップにて全介助であった.

FIM

48/126点であり,運動項目が19/90点,食事が3点,整容が5点,なお食事動作において,自己摂取では1/3以下の摂取量で上肢の疲労感があり途中から摂食は全介助となっていたとのこと.認知項目は29/35点で,理解・表出・社会的交流が6点,課題解決・記憶が5点であった.

目 標

短期目標：筋力・耐久性向上,看護師へのポジショニング指導.
長期目標：食事動作と起居動作の介助量軽減.

プログラム

ADL練習として,実際の食事場面での操作評価,動作方法を指導.

1) ポジショニング
   食事場面で上肢の筋力低下を補うためにクッションでのポジショニングを行い,病棟でも継続して実施できるよう看護師に伝達した.
2) 起居動作練習
   現状の身体能力として,コントローラーの操作は可能なため当人に行ってもらい,ヘッドアップ後に左柵に掴まり寝返りまで自力でしてもらう.その後の下肢を降ろすことや端座位になるまでの動作は介助にて行い,できるだけ介助量の少ない方法での起居動作の方法指導,練習を実施した.
3) 上肢機能回復運動
   上肢の筋力低下により食事時の箸やスプーン操作が困難となっており,クッションなどによるポジショニング下での上肢操作練習を行う.肘下にクッションを挿入し肘の運動のみで食事動作が可能な肢位とした.

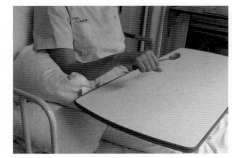

4) 筋力増強運動
   筋力がMMTで2の部位は臥位で自動介助運動とし

て実施.

同じく3の部位では座位での運動もしくは臥位での軽い抵抗運動を実施.

血圧変動なども考慮し，疲労感に応じて10回を目安に1～2セット実施する.

5）ROM運動

関節拘縮予防として他動運動にて各運動方向に対して10回×2セット実施.

臨床判断

症例は上下肢の著しい筋力低下によりADL要介助の状態であった．特に食事動作は独力で行うことを望んでいたが，上肢筋力はMMT2で上肢の挙上保持や操作が困難であり，病棟においても自己摂取は少量で疲労感を認めた.

経　過

1週目：筋力増強運動，上肢機能の改善を中心に介入した.

2週目：左上肢の筋力が強く，左上肢での食事動作を試みるも患者の受け入れ不良であった.
　　　　右上肢での操作にあたり上腕内側にクッションを入れてポジショニングを実施.

3週目：患者は一度クッションによるポジショニングを受け入れていたが拒否し始める．拒否が
　　　　続きポジショニングを中止した.

4週目：上肢筋力・耐久性向上により自力での食事摂取は何とか可能となる.

▶ 連携のポイント

病棟の食事場面でのポジショニング指導を看護師に伝達し，動作方法の統一を図った．また，食事状況を聴取して現状の確認，治療への反映を試みた.

今後の課題・反省点

本症例にはポジショニング拒否があったが，理由は当人に聞くも曖昧で定かではない．作業療法士介入中の食事場面では反応良好だったが，看護師との食事場面では拒否があるとの情報があった.

看護師には直接ポジショニングの方法を伝達したが，違和感を感じたためか，当人は認知機能の低下に加えその時々で気分の変動があったかではないかと推測する．患者の意思を適宜確認するようさらなるコミュニケーションが必要である．また，その兆候により早く気がつくためにも他職種との情報共有も重要である.

第56病日

PT / **理学療法経過**

評 価

全体像

酸素吸引の必要なし，コミュニケーションは良好．リハビリテーションに対して意欲的であった．

血液検査

Hb（g/dL）は9.8（Low），CRP（mg/dL）は0.37（High），BUN（mg/dL）は30（High），Cr（mg/dL）は1.01（High），Alb（g/dL）は2.6（Low），BNP（pg/mL）は122.3（High）であった．

バイタルサイン

理学療法の前後で，血圧は146/68→150/70mmHg，脈拍は64→66回/分，SpO_2は97→97％，呼吸数は21→22回/分であった．

呼吸困難感・疲労感（修正Borgスケール）

呼吸困難感に関しては理学療法前は0，車いす乗車時は0.5～1，理学療法後は1であった．疲労感に関しては理学療法前は0，車いす乗車時は0.5～1，理学療法後は5であった．

身体機能

視診では全身の浮腫は軽減し，皮膚は乾燥し脆弱していた．また，胸郭はビア樽状を呈しており，胸郭の拡張性は改善されてきているが，左に比べ右の胸郭の動きが乏しかった．呼吸リズムは時々不整を認め，触診では左胸郭に比べ右胸郭の拡張性の低下があり，下部胸郭の柔軟性が特に低下していた．聴診では全肺野にわたり気管支呼吸音・肺胞呼吸音ともに正常で，副雑音はなかった．

MMT

中間評価では筋力はMMTで1～2であったが，最終評価では2～3レベルとなった．
MRC：29/60点，ICU-AW
握力（車いす座位にて測定）は右が10.5kg，左が11.1kg，膝伸展筋力（HHDにて計測）は右が9.7kg（WBI 17.6％），左が9.2kg（WBI 16.7％）であった．

形態測定

胸郭拡張差は腋窩部で2.0cm，剣状突起部で2.0cmであった．

基本動作

寝返りは自立，起き上がりと端座位保持は見守り，座位移動，立ち上がり，立位保持，車いすへの移乗動作は一部介助から中等度介助であった．

車いす座位保持

車いす自走は40～50m程度の短い距離は可能であったが，易疲労を認め50m以上の距離自走は困難であった．

ADL FIM

運動項目19点，認知項目35点で，運動項目の食事・移乗動作項目で改善が認められた．

目 標

短期目標：痰の自己喀出可能，筋力維持改善，運動耐容能改善，基本動作能力改善，車いす自

走距離の延長，ADL改善（食事動作），QOL改善.

　長期目標：痰の自己喀出可能，筋力維持改善，運動耐用能改善，基本動作能力改善，車いす座位時間の延長，ADL改善，QOL改善，転院に向けて介助量軽減.

プログラム

　胸郭の可動性拡大のため徒手的アプローチ，四肢・体幹筋力増強運動，咳嗽，基本動作，車いす座位練習，車いす自走運動など実施した.

　X-P上全体の透過性は亢進し，両側C-Pアングルは徐々に明瞭に，左シルエットサインも陰性，心胸郭比も58％と改善を認めた **(図2-3-8)**．最終評価時は酸素投与なしとなり，安静時の酸素化は改善されているが，労作時の疲労感は中等度と大きな改善は認められなかった．運動機能的には起き上がり動作・寝返り動作の改善，車いす移乗動作の介助量軽減を認めた．車いす自走距離も徐々に増え50m以上の自走が可能になり，運動耐容能は若干の改善を認めた.

　ADLは肩関節・肘関節の筋力の改善により，肩関節の挙上位での支持性や肘関節でのリーチ動作が改善し，努力性の呼吸が減少し，食事動作の耐久性も高まり円滑に食事を行えるようになった.

　ICU在室中からICU-AWの疑いがあり，筋力強化には低負荷高頻度を原則としたプログラムを実施するため，1日のトレーニングを複数回に分け，疲労が蓄積しないレベルに運動強度を設定したことが，筋力の改善に寄与したと考える.

　本症例の肺炎は治癒したが，高齢に加えネフローゼ症候群・腎機能不全・間質性肺炎・COPD・糖尿病・慢性心不全など複数の併存症を有しており，呼吸の予備能も少なく，敗血症ショック後にICU-AWを併発した．こうした副次的な要因により，運動機能やADLの回復が遅延し目標設定もレベルを下げざるを得なかった.

　鈴木らはICU-AWの患者には低負荷・高頻度の練習を行い過用症候群に留意して長期的なリハビリテーションが必要だと述べている[3]．当院退院後は，リハビリテーション継続のため転院となった.

3 肺がん

❖ 症例紹介

性　別：女性
年　齢：60歳代
診断名：肺腺がん，がん性胸膜炎，転移性脳腫瘍，転移性肝腫瘍，転移性骨腫瘍，糖尿病
既往歴：特になし
生活歴：喫煙20歳より20本/日，40歳頃より40～60本/日，入院より禁煙．飲酒500mL，ビール缶3～4本/日．排尿8～9回/日．排便2～3回/日
経過の概要：7か月間に体重が15kg減少に加え，呼吸困難，ふらつきなどの自覚症状と，血糖コントロール不良にて近医より20XX年11月にA病院を紹介となった．採血にて腫瘍マーカーの上昇，胸部CT写真で転移性脳腫瘍，転移性肝腫瘍，転移性骨腫瘍，左胸水貯留を認め，乳がんが疑われた．外来精査中に左片麻痺が出現し，同院救急外来を受診，同日入院となった．胸水穿刺にてがん性胸水が判明，肺がんの可能性が疑われたため，20XX年12月X日に当院に紹介入院となった．胸腔鏡検査にて原発性肺腺がんと診断した．有症状（左片麻痺）を認める脳転移巣に対してステロイド投与および定位放射線治療（Stereotactic radiosurgery：SRS）が施行され，放射線治療完遂後に化学療法（カルボプラチン＜CBDCA＞＋ペメトレキセド＜PEM＞）が開始された．

入院時の血液検査結果
血算　WBC（白血球）：14.49×10^3/μL（高値），PLT（血小板）：345×10^3/μL（高値）
炎症　CRP（C反応性タンパク）：0.38mg/dL（軽度上昇）
生化学　Alb（アルブミン）：3.3g/dL（低値），HbA1c：8.4%（高値），ALP（アルカリフォスターゼ）：370U/L（高値），Cr（血清クレアチン）：0.39mg/dL（低値），eGFR（推算糸球体濾過量）creat：120mL/min/1.73m^2（高値）
腫瘍マーカー　CEA（がん胎児性抗原）：368.0ng/mL（高値），SCC（扁平上皮がん関連抗原）：0.4 ng/mL以下（基準値），ProGRP（ガストリン放出ペプチド前駆体）：25.0pg/mL（基準値）

❖ 疾患の病態

　肺がんは肺に発生する悪性腫瘍であり，肺から発生したがんは原発性肺がんと称される．一方，乳がんや大腸がんなど他の臓器から発生して，肺に転移したものを転移性肺がん（肺転移）と呼ぶ．肺がんの分類には小細胞肺がんと非小細胞肺がんの2つに分けることができる．さらに非小細胞肺がんは腺がん，扁平上皮がん，大細胞がんに分けることができ，腺がんは肺がんの約60%を占め，次いで扁平上皮がんが多くみられる．

❖ 治　療

　X＋1日：胸腔鏡検査を行い，胸腔ドレーンを挿入した．また，脳浮腫に対してステロイド（デカドロン注射液）が開始された．
　X＋4日：転移性脳腫瘍に対してSRSを1回，右前頭葉24グレイ（Gy），左前頭葉24Gyが照

射された.

X＋32日：肺腺がんに対して化学療法（カルボプラチン＜CBDCA＞＋ペメトレキセド＜PEM＞）が施行された.

❖ 画像を診るポイント

図2-3-9　肺単純X線画像，CT画像

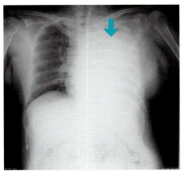
X日単純X線画像

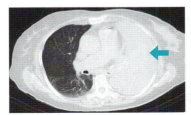
肺野条件

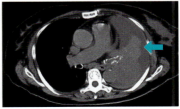
縦隔条件

X＋1日CT画像

左肺に胸水貯留を認める（矢印）.

図2-3-10　気管支内視鏡

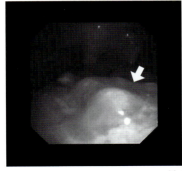
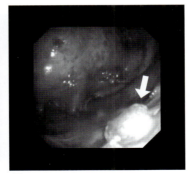
X＋1日

左横隔膜上に結節状の腫瘤を認めた（矢印）.

図2-3-11　頭部造影MRI（T2）

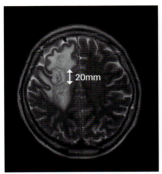
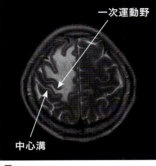
X＋2日

右前頭葉に約20mm大の内部不均一な腫瘤像とその周囲（一次運動野まで）に均一な低吸収濃度域（Low density area：LDA）と脳腫瘍，浮腫性変化を認めた（矢印）.

図 2-3-12　骨シンチグラフィ

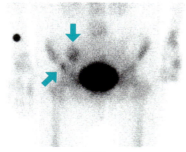

前面
X + 3 日

右腸骨への集積と一致してCTで溶骨性変化を認め，右腸骨転移を疑う（矢印）．
リハビリテーションでは，骨転移疑いのある部位の疼痛が出現しないか確認しながら離床を進めていくことが大切である．起居動作や歩行で強い疼痛が出現するようであればMRI（病巣の広がり）やCT（骨の状態）などを確認し，骨転移の状態をより細かく診ていく必要がある．

図 2-3-13　肺単純X線画像

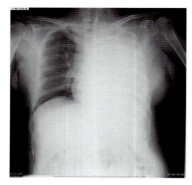
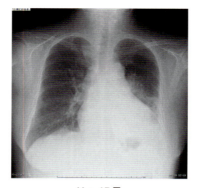

X 日　　　　　　　　　　　X + 45 日

図2-3-14　肺CT画像：胸水の経過

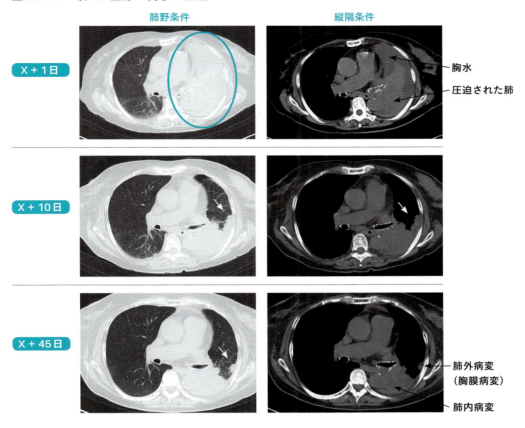

図2-3-15　頭部造影MRI（T2）：転移性脳腫瘍，脳浮腫の変化

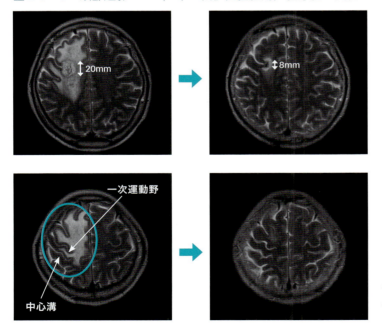

右前頭葉の転移性脳腫瘍は縮小し（上段），周囲の浮腫性変化（下段）も改善を認めた．新規病変は認めなかった．

❖ 予後予測

　がん性胸膜炎は著明な呼吸困難をきたす予後不良な病態であり，平均余命は4か月程度[4]とされている．

　骨転移後の生命予後は異なるが，一般的に予後が短い肺がんなどでは数か月から1年（生存期間中央値は6〜7か月，ゲフェニチブ使用例において生存期間はこれより長くなる）[5]とされている．岡野らは，骨転移を生じた場合，その後の中間生存期間は5.5か月で，骨転移のないステージⅣ群の7.5か月よりも有意に短かった[6]と報告している．転移性脳腫瘍患者ではRTOG（Radiation therapy oncology group）データベースに登録された脳転移症例の予後因子解析をもとにして提唱したRPA（Recursive partition analysis）クラスが広く用いられている．全身状態不良（Karnofsky performance status〈KPS〉70％未満）はRPAクラスⅢに分類され，その予後は2〜4か月程度[7]と最も悪い．

　本症例は，入院時に転移性脳腫瘍による片麻痺（弛緩性麻痺）を認めており，KPS30％でベッド上臥床状態，ADL全介助レベルであることからも，より予後が不良な状況であることが推測された．しかし，近年の放射線治療や薬物療法（化学療法，分子標的薬，免疫チェックポイント阻害剤）の進歩によって，生存期間の延長が認められていることから，治療の選択肢を増やせるように遺伝子変異の有無などを評価し，ガイドラインに沿って治療は進められている．

経過

　X日：入院
　X＋1日：脳神経外科対診（脳浮腫に対してステロイド投与），理学療法開始，胸腔鏡検査（胸腔ドレーン挿入）
　X＋3日：言語聴覚士による嚥下機能検査
　X＋4日：SRS施行
　X＋5日：車いす座位練習開始
　X＋7日：作業療法追加，SLR，股・膝屈伸が自力で可能
　X＋12日：胸腔ドレーン抜去
　X＋14日：左上肢・手指の随意運動が出現（上肢の挙上や空中で保持も可能）
　X＋15日：多職種カンファレンス開催
　X＋22日：日中のみ室内歩行器歩行自立
　X＋31日：日中夜間ともに室内T字杖歩行自立
　X＋32日：化学療法（CBDCA＋PEM）開始，中間評価実施
　X＋39日：室内独歩自立
　X＋45日：最終評価実施
　X＋46日：自宅退院

X＋1日〜

PT 理学療法経過

OT 作業療法経過

評　価

【X＋1日】担当医からの処方は安静度ベッド上安静．左胸腔ドレーン留置中であり，教示すればベッド上での動作は可能であった．全身の疼痛と疲労感が強く，しばしばリハビリテーション・プログラムを拒否することがあった．バイタルサインはBP142/78mmHg，PR73bpm，SpO$_2$97％（鼻カニューレにて酸素1L投与）で，意識レベルはJCS0〜1．KPSは30％，Eastern cooperative oncology group（ECOG）のPerformance status（以下，ECOG-PS）は4で完全にベッド上で過ごすレベルであった．BRSは左上肢Ⅰ，手指Ⅰ，下肢Ⅰであった．表在感覚は正常であったが，深部感覚の軽度低下を認めた．呼吸は左肺呼吸音が減弱しており，呼吸困難を認めた（mMRC：4）．胸郭拡張差は腋窩で1.0cm，剣状突起で1.0cm，第10肋骨で0.5cmであった．右上肢・下肢の筋力はMMTで4であり，全身（特に肩と背中）の疼痛と左胸腔ドレーン刺入部の疼痛を認めた．基本動作は寝返り，起き上がり動作が中等度の介助が必要であった．FIMは運動が13点，認知が21点で合計34点/126点であった．

【X＋7日】担当医からの処方は安静度ベッド上安静．全体像としては，病棟ベッドサイドから開始しコミュニケーションは良妤であった．バイタルサインはBP140/76mmHg，PR70bpm，SpO$_2$98％（鼻カニューレにて酸素1L投与）であり動作時の呼吸困難を認め，末梢点滴，尿道留置カテーテル，左胸腔ドレーン留置されていた．左上肢・下肢に弛緩性麻痺あり．BRSは左上肢・手指Ⅱ，下肢Ⅱ，PT初期評価時と比較し徐々に基本的共同運動は認められている．表在感覚は正常であったが，深部感覚の低下を認めた．右上肢・下肢の筋力はMMTで4であった．基本動作は寝返りが修正自立，起き上がりが軽介助，端座位保持が見守り，立ち上がり・立位保持が中等度の介助を要した．FIMは運動項目が21点，認知項目が35点であった（食事・整容：4点，移乗：3点，その他：1点）．

目　標

短期目標：廃用予防（ROM・筋力の維持），呼吸困難の軽減，車いす座位．

長期目標：車いす座位時間の延長，車いす自操自立，歩行器歩行の見守り．

短期目標：車いす移乗見守りレベル，トイレ動作介助量軽減（1人介助），左上肢補助手レベル（BRS Ⅳ以上）．

長期目標：排泄動作自立（トイレ内動作も含め）と，PTとの共通目標として化学療法による骨髄抑制などの有害事象（副作用）を理解し，自己管理できるようにすること（手洗い，うがい，マスクの着用など）．

3-肺がん　135

プログラム

コンディショニングを中心に行い廃用予防に努めた．
1) ストローク
2) ROM運動
3) 筋力増強運動：非麻痺側下肢（右上下肢）6〜10秒間の最大等尺性収縮の運動5回を2〜3セット実施．
随意収縮が確認できてからは左上下肢の筋力増強運動も実施．
4) 呼吸理学療法（安楽な姿勢，腹式呼吸，呼吸介助，シルベスター法）
呼吸介助やシルベスター法は10回ずつ実施．実施前後で呼吸数や酸素飽和度がどのように変化するか確認しながら実施した．
5) 神経筋促通療法
麻痺側上下肢の随意収縮を認めてからは神経筋促通療法も追加実施した．

1) 神経筋促通運動
2) 両手動作練習
3) ADL練習（排泄動作中心に）
4) 基本動作練習．

作業療法士が治療に関わることの重要なポイント：肺がん患者に対しては，日常生活上，どんな活動の際に息切れが起こるのかを評価，ベッド・トイレ周囲の環境設定や動作時のエネルギーの消耗を防ぎ，呼吸を整えるようなタイミングをADL練習を通し患者と一緒に検討する必要がある．

例）排泄動作練習：自室→トイレまでの移乗・移動方法の検討・統一．下衣着脱操作練習（立位での静的・動的バランス練習），排泄前後の休息の促しなど．

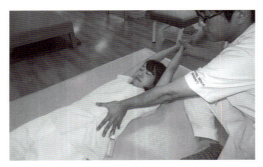

例：下位肋骨を固定した状態でのシルベスター法．

臨床判断

胸腔ドレナージをはじめ，拘束性肺不全に対しては，胸郭のROM運動，シルベスター法を施行した．また，安楽な姿勢でのポジショニング，呼吸補助筋のリラクセーション，腹式呼吸，呼吸介助運動により呼吸困難の改善を認めた．弛緩性麻痺の左上肢・手指に対しては，ROM運動を行い拘縮予防に努めた．ステロイド（デカドロン注射液）投与と定位放射線療法（SRS）により，右前頭葉の転移性腫瘍は縮小，右前頭葉周囲の浮腫性変化も改善し左下肢の随意運動を認めた．SRS施行後10日目には左上肢の挙上，手指の随意運動，

自宅療養中に呼吸困難と左上下肢の脱力を認め救急外来受診→転移性脳腫瘍と左胸水の貯留ありと診断された．弛緩性麻痺を呈し左上下肢・手指に対しては，ステロイド（デカドロン注射液）投与と定位放射線療法（SRS）が施行された．10日目には右前頭葉の転移性腫瘍は縮小し，右前頭葉周囲に認めていた浮腫性変化も改善したため上下肢・手指の随意運動発現を認めた．作業療法でも介入初日より神経筋促通療法とADL練習を実施，徐々に巧緻動作も可能となり活動レベルでの上肢参加が可能となった．

随意収縮を認めた．それから神経筋促通療法も併用することで巧緻動作も再獲得でき，ADL向上に繋がった．

ST 言語療法経過（X＋3日）

X＋3日に嚥下機能評価実施．

嚥下内視鏡検査はヘッドアップ70°位で実施した．水分（1および3cc）を飲み込むと嚥下反射の惹起遅延のため喉頭侵入が疑われた．トロミ（1.3および5cc）：嚥下反射の軽度惹起遅延のため，少量の喉頭蓋谷に残留を認めた．米飯，普通菜は誤嚥や咽頭残留がなく嚥下は可能であった．

▶ 連携のポイント

リハビリテーションの担当セラピストと看護師は簡易なカンファレンスを複数回行い，情報交換を密にしている．カンファレンスを頻回に行うことで，「できるADL」と「しているADL」の差が縮まり，リハビリテーションの内容を病棟でも反復して練習することが可能となり，活動量が増加，身体機能は改善した．

カンファレンス

X＋3日　STによる嚥下検査
普通食可，トロミ維持

X＋5日　車いす乗車
左上肢に三角巾必要

X＋14日　環境調整
食事を車いすで摂れるように

X＋15日
多職種カンファレンス

X＋22日　安静度UP
日中のみ室内歩行器自立

X＋23日　試験外泊に向けて
家族の方へ現状報告と対策

X＋23日　車いすから転落（ブレーキのかけ忘れ）
対策を確認　安静度変えず経過観察

X＋30日　試験外泊の結果
左股関節の力が入らないことあり（杖必須）

X＋31日　安静度UP
日中夜間ともに室内杖自立

X＋32日　休日のリハビリテーション
病棟1周杖歩行（看護師に依頼）

X＋39日　安静度UP
室内独歩自立，棟内杖歩行自立

X＋46日　自宅退院
家族を交えて注意点を説明

X日 入院
X＋32日 化学療法（CBDCA＋PEM）開始
X＋46日 自宅退院

X＋15日には担当医，担当セラピスト，病棟師長，看護師，在宅療養支援看護師と関連職種間でカンファレンスを実施し，治療方針の確認や病棟でのADL状況，リハビリテーションの進捗状況，家族情報などについて話し合い，退院に向けて各関連職種の役割と指導内容を確認した．担当医からの情報ではベッド上臥床に伴う廃用症候群に対して，車いす乗車時間を延長できる基礎体力が回復すれば化学療法を開始できる．看護師は家屋，家族の情報と入院中のADL状況について確認し，理学療法士，作業療法士は入院中の「できるADL」の評価を実施した．

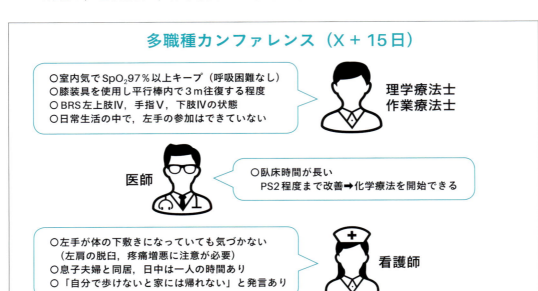

　カンファレンスを通して，リハビリテーションでは，左下肢の強化（膝折れによる転倒防止），歩行能力の向上（歩行器歩行の獲得），左上肢・手指の促通，ADL参加促しを目標とした．担当医からは当人・家族への病状説明と遺伝子変異（EGFR，ALK）を確認すること，化学療法の開始時期を判断することが目標として挙げられた．看護師は日中リハビリテーション以外の離床促進，食事は車いす上，トイレも車いすで移動，当人，家族の想いを傾聴することなどを目標とした．

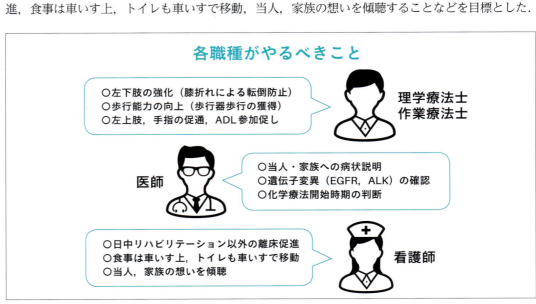

第2章 画像情報とケーススタディ

X + 32日

PT 理学療法経過

評　価

　安静度は室内T字杖を用いた歩行が自立，院内の歩行が見守りであった．歩行中に突然，左股関節の力が抜け，バランスを崩す可能性があることから，T字杖の使用は不可欠であった．

　全体像としては，リハビリテーションに対して協力的．バイタルサインはBP138/60mmHg，PR80bpm，$SpO_2$96％（室内気）でKPSは50％，ECOG-PSは2～3に改善した．BRSは左上肢がⅣ，手指・下肢がⅤに改善し，表在感覚と深部感覚は正常．呼吸音が清音となり，呼吸困難などの自覚症状はなくなった．

　筋力は腸腰筋がMMTで5/4，大腿四頭筋が5/5，前脛骨筋が5/5に改善した．疼痛はなかった．

　バランステスト：BBS 49/56点（減点項目：前方リーチ，踏み台昇降，継ぎ足位保持，片脚立位），TUG-T 11秒（独歩），FIMは運動が74点，認知が35点で合計109点/126点に改善した．

目　標

　短期目標：短距離独歩自立（まずは室内，5～10m：自宅のベッドからトイレまでの距離）．自宅退院・化学療法による骨髄抑制などの有害事象（副作用）を理解し，自己管理できるようにする（手洗い，うがい，マスクの着用）．

　CBDCAの主な副作用：骨髄抑制（特に血小板減少），悪心・嘔吐，食欲不振，倦怠感，電解質異常，アレルギー反応．

　PEMの主な副作用：悪心，皮疹，疲労，骨髄抑制．

　※骨髄抑制：がん治療の副作用によって骨髄の働きが低下している状態．血液は，骨の中にある骨髄でつくられているが，この骨髄が抗がん剤の影響を受けると，血液細胞をつくる機能が低下し白血球・赤血球・血小板が減少する（易感染性・貧血・出血傾向）．化学療法が開始となった場合，毎回血液データを確認し，リスク管理しながらリハビリテーションを進めていく必要がある．

化学療法の副作用と発現時期

投与日：アレルギー反応，吐き気・嘔吐，血管痛，発熱，血圧低下．

2～7日：疲れやすい，だるい，食欲不振，吐き気・嘔吐，下痢．

7～14日：口内炎，下痢，食欲不振，胃もたれ，骨髄機能の抑制（白血球減少・血小板減少）．

14～28日：脱毛，皮膚の角化やしみ，手足のしびれ，膀胱炎，骨髄機能の抑制（貧血）．

プログラム

1）筋力増強運動
2）バランス練習
3）荷重練習
4）歩行練習
5）段差昇降練習
6）生活指導（手洗い，うがい，マスクの装着など）
　化学療法開始に向けて，感染対策などを中心にリハビリテーションからも指導した．

3-肺がん　139

臨床判断

ステロイドと放射線治療により脳腫瘍は縮小し，神経筋促通療法，筋力増強運動などの併用により，運動麻痺は改善した．歩行練習が開始となったが，転移性骨腫瘍疑いの右腸骨周辺の疼痛はない．注意しながら離床，歩行練習を進めていく必要がある．

▶ 連携のポイント

病棟の看護師には左股関節周囲の筋力低下のために左方向への転倒リスクを伝え，介助する際には当人の左側で介助するように指導した．歩行距離は理学療法で実施している距離と同じ（棟内1周：170m）に設定した．

最終評価（X＋45日）

PT／ 理学療法経過　　OT／ 作業療法経過

評　価

安静度は室内独歩自立，病棟内はT字杖歩行自立，院内T字杖歩行見守りとなった．

全体像としては，理学療法に対して協力的で，活動量が増え日中ベッド上で寝ている時間はなくなった．社交的な性格で，病室患者さんとのコミュニケーションも良好であった．

バイタルサインはBP138/66mmHg，PR72bpm，SpO$_2$98％（室内気）でKPSは80％，ECOG-PSは1に改善した．

BRSは左上肢・手指・下肢すべてV，表在感覚と深部感覚は正常であった．

呼吸音は清音となり，呼吸困難は認めなかった（mMRC：1）．胸郭拡張差は，腋窩・剣状突起で2cm，第10肋骨で1.5cmと改善した．筋力は腸腰筋・大腿四頭筋・前脛骨筋がMMTで5/5で左右差がなくなった．疼痛はなく，FIMは運動が87点，認知が35点で合計123点/126点に改善した．

全体像として，コミュニケーション良好，麻痺側上肢を食事・排泄場面などの日常生活レベルで積極的に使用している．病棟内自立度は病棟内杖歩行自立許可．バイタルサインはBP136/76mmHg，PR70bpm，SpO$_2$98％．BRSは左上肢V，下肢VI．表在感覚は正常で，上下肢の筋力はMMTで4．基本動作は全項目が自立しており，FIMは運動が87点，認知が35点（排便管理，移乗〈浴槽・シャワー〉，移動，階段：6点，その他：7点）であった．

病棟での作業療法士の関わりにおいて，入浴動作など特に疲労感の強い活動を行う際は，当人の希望に添えるように看護師と情報共有を密に行う必要がある．また，安全性の確保に留意した関わりを通して不安や依存心を軽減できるよう介入した．

家庭内の作業療法プログラムは退院後の生活指導，自主練習指導にあたっては，退院直前にプログラムを提示するのではなく，入院中より日常生活における呼吸法や休息のタイミングを習慣化し，自宅でのADLにスムースに移行できるように調整することが必要である．また，両手動作練習や軽負荷の上肢トレーニングを継続し，麻痺側上肢が不使用とならないよう指導した．

家族指導については上下肢筋力増強運動の継続．ADLに対しては，入浴時は転倒リス

クが高いため，浴槽のふちにつかまりまたぎ動作を行い，倦怠感やふらつきが強い場合は家族の付き添いのもと移動して頂きたい旨を説明した．

▶ 連携のポイント

自宅退院直前には，化学療法に伴う有害事象，特に骨髄抑制（白血球減少）に対して，手洗いやうがい，マスクの着用などの生活指導を看護師と連携して行った．また，自宅の環境に合わせた動作練習，動作指導（転倒予防，段差昇降方法）も実施した．当人だけでなく，一緒に生活する家族も生活指導内容を把握することで，家族全体でチェックでき，安心して日常生活を送ることが可能となる．

「できるADL」と「しているADL」の差をなくすことが生活機能を向上させていくうえで重要となる．そのため，病棟での生活行為を担う看護師や看護助手でできるADLの情報を簡易なカンファレンスにて伝達し，介入することが必要となる．作業療法の介入時に評価・練習し患者自身の不安を取り除き，実際の食事場面や整容場面での病棟スタッフの指導・声掛けがあり，代償動作の習得や麻痺側の不使用を防ぐことができたと考える．また，肺がんの症状に加え脳腫瘍の合併が生じたため神経症状の有無やADLの予後予測の共有も継時的に担当医，看護師に報告し，多職種で検討することが必要である．

今後の課題・反省点

今回，転移性脳腫瘍の予後予測が難しく，SRSの効果が出るまでの期間，いかにスタッフ間で協力し，離床を促し廃用を予防できるかが重要であった．転移性脳腫瘍の部位によって症状は異なるため，その症状や担当医による治療内容に合わせて理学療法プログラムも検討することが大切である．

患者は自宅退院後も化学療法の治療の効果や有害事象のチェックのため，外来で継続的に診察を受けることになる．理学療法は，外来でのフォローアップがないため，身体機能の悪化や化学療法のレジメン変更目的での入院がない限り，状況は把握できない．今回は疼痛がないため，転移性骨腫瘍への対策は「長距離歩行時のT字杖活用」を推奨するのみであった．退院後，疼痛の出現や筋力低下が進行した場合など，状態が増悪する前に，早期に理学療法士が介入し，生活指導などが行える環境，システムの構築が今後の課題である．

肺がんに加え，脳腫瘍の合併が生じたため，運動麻痺の早期予後予測が課題である．神経症状の有無を経時的に担当医，看護師に報告することが必要である．引き続き，頻回にカンファレンスを開催し多職種での情報共有を密に実施したい．

4 心不全

❖ 症例紹介

性　別：男性
年　齢：80歳代
職　業：写真教室の講師
既往歴：50歳代，2型糖尿病．70歳代，他院にて左閉塞性動脈硬化症（Arteriosclerosis obliterans：ASO）に対しステント留置（詳細不明）され，70歳代後半，拡張型心筋症（Dilated cardiomyopathy：DCM）により心臓再同期療法：両室ペーシング（Cardiac resynchronization therapy defibrillator：CRT-D）の埋め込み施行．ASOにより，経皮的血管形成術施行された．80歳代，一過性脳虚血発作，低血糖発作，腎機能低下，誤嚥性肺炎，3年後，CRT-Dデバイスの電池交換，4年後2月，心不全急性増悪，5月肺炎となった．
経過の概要：70歳代時にトイレで倒れ，救急搬送されて当院に入院し，冠動脈造影を実施したが，狭窄はなく心筋生検では軽度の肥大のみを認め，典型的な所見はなく，拡張型心筋症と診断された．心室頻拍の既往もあり，CRT-Dの埋め込みが施行された．その後，80歳代頃から肺炎を繰り返し，その4年後頃に，心不全の増悪を繰り返し2回目の入院となった．3回目の入院時よりリハビリテーションを目的に心大血管への介入を開始した．その後心不全の増悪と肺炎を繰り返し入院した．心不全や肺炎に対し作業療法も行い，指導強化して退院したが，翌年他の医療機関へ転院となった．

❖ 疾患の病態

　心不全は心臓の機能が低下して，体に十分な血液を送り出せなくなった状態をいう．心臓の働きが不十分になると心臓拍出量が低下し，体のさまざまな部位で負担がかかり，安静時や労作時の息切れ，疲労，倦怠感などの症状を呈する．
　心不全の種類には左心不全，右心不全と両方の機能が低下した両心不全に分けられる．心不全は欧米では最も高い発症頻度の疾患であり，生活習慣の欧米化が進む日本でも高い発症率を示している．心不全発症の約50%が，狭心症や心筋梗塞が原因となっている．

❖ 治　療

　急性心不全の主な症状はうっ血によるものである．急性治療の目的は，うっ血の要因である基礎心疾患の治療である．虚血性心疾患の症例では，カテーテルによるステント留置やバルーンによる拡張，弁疾患の症例では弁置換術の施行，不整脈に対してはリズムまたはレートコントロール，利尿薬と血管拡張薬による前負荷の軽減を図ることが急務となる．肺水腫を合併している症例は，ベッド上で頭部を上げ，酸素吸入，人工呼吸器の導入を行う．本症例は来院時，肺水腫を伴い，収縮期血圧180mmHgと高値であり，陽圧呼吸療法（Adaptive-servo ventilator：ASV）を導入し，利尿薬（フロセミド），血管拡張薬（ニトログリセリン）を使用した．うっ血症状が改善後，心臓機能改善のための理学療法を開始した．開始後まもなく，誤嚥を起こしたため摂食は一旦中止となり，嚥下評価データに基づいた摂食・嚥下改善の介入を開始した．それと同時にACE阻害薬導入して，嚥下機能の改善を確認した後に食事を再開した．

❖ 画像を診るポイント

図2-3-16 3回目入院直後単純X線画像

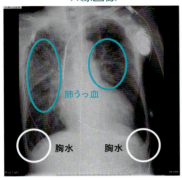

20XX年8月9日（0:52）臥位 単純X線ポータブル 胸水＋ 肺うっ血＋ 心胸郭比（cardiac-thoracic ratio：CTR）68%

図2-3-17 心不全急性増悪期

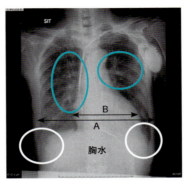

20XX年8月9日（10:14）SIT 単純X線ポータブル 胸水＋ 肺うっ血 CTR60%（B/A×100%）

図2-3-18

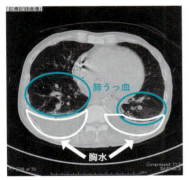

20XX年8月9日 CT画像 胸水＋肺うっ血

図2-3-19

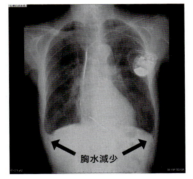

PT開始後誤嚥，単純X線画像所見で心不全は改善したが，肺炎発症
20XX年8月16日 立位 単純X線画像 胸水減少 肺うっ血改善 CTR55%

図2-3-20

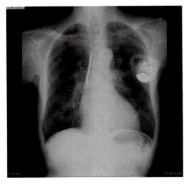

退院目安となった単純X線画像
20XX年8月29日 立位 単純X線画像 胸水－ CTR54%

図2-3-21

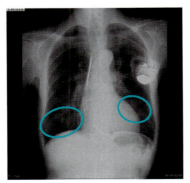

1年1か月後入院肺炎像（強調画像）
20XX＋1年10月26日 単純X線画像 CTR58% 両側下肺野に浸潤影あり

図 2-3-22

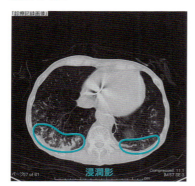

20XX＋1年10月27日　CT画像
浸潤影あり

図 2-3-23　1年1か月後退院間際

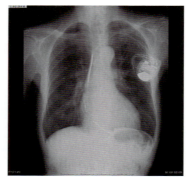

20XX＋1年11月28日　単純X線画像　CTR57％

図 2-3-24　1回目の入院時の心エコー
　　　　　20XX年8月19日

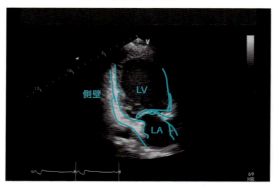

図 2-3-25　2回目の入院時の心エコー
　　　　　20XX＋1年11月15日 ※1

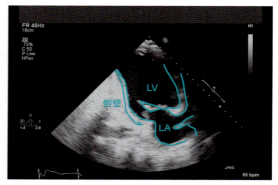

エコーの比較によると入院後の回復を認めたが，心不全や肺炎を繰り返すたびに心機能は悪化した．

表 2-3-1　心エコーレポート ※2

検査項目（正常値）		計測値	
		検査日：20XX/8/19	検査日：20XX+1/11/15
左室後壁厚（7〜12mm）		7 mm	11 mm
左室拡張末期径（38〜53mm）		61 mm	65 mm
左室収縮末期径（22〜38mm）		55 mm	57 mm
左房径（27〜40mm）		38 mm	45 mm
駆出率（断層）（53〜80%）		20 %	26 %
1回拍出量		38 mL	56 mL
所見			
【壁運動】	中隔・前壁	基部低収縮	高度低収縮
	側壁・後壁	基部から中央にかけて無収縮	基部から中央にかけて無収縮
	下壁・心尖部	低収縮	無収縮
【内腔】		拡大（左室）	拡大（左房，左室）

※1　心エコーの画像断層心エコー法による同周期での心尖部からの左室（LV）と左房（LA）を描写している．20XX＋1年は左房，左室とも拡大を認める．

※2　心エコーレポート（表）では左室駆出率（ejection fraction：EF）の数値は，20XX年のデータより20×X＋1年のほうが20％から26％と大きくなり，1回拍出量も38mLから56mLと増えている．左室拡張期径や収縮期末径を比較すると大きくなっており，代償的にEFや1回拍出量数値は増えている．壁運動の所見では下壁や心尖部の動きは無収縮となっており，心臓全体の動きとしては低下していた．

❖ 予後予測

　　慢性心不全患者の予後はCHART試験ではNYHA（NewYork Heart Association）Ⅲ～Ⅳ度の場合，1年死亡率は21.4％であり，予後は決して良好とはいえないことを示唆している．また，本症例のようにCRTの植え込み患者の予後に関しては，CARE-HF試験ではCRT植え込み群の死亡率は1年後9.7％，2年後18.0％であった（薬物療法群12.6％，25.1％と比較し有意に改善された）．今後，リハビリテーションによってさらに予後を改善できるかが重要であると考える．

3回目の入院（理学療法のみ介入）

理学療法経過

PT

　本症例はサービス付高齢者住宅（以下，住宅）で生活しており，就寝中，急に胸痛を自覚し，施設内のナースコールから救急隊に連絡し，胸痛ホットラインにて当院循環器内科搬送，即日入院となった．入院時の収縮血圧は180mmHgを超え，両側肺は呼気終末の連続したラ音を聴取，NT-proBNP（脳性ナトリウム利尿ペプチド前駆体N端フラグメント：基準値125pg/mL以下）が717pg/mLと高値を示し，X線所見では肺水腫が認められた．絶飲食にて輸液，利尿剤にて体重減少後に理学療法を開始した．

評　価

　【初期評価時】血圧118/64mmHg，心拍数79bpm，SpO$_2$98％，酸素2L/分，鼻カニューレ装着．
　体重46.9Kg（前回退院時47.7Kg）．
　呼吸は胸腹式呼吸で咳の勢いが弱く，白く粘調の痰を認めた．左上下肢の軽度筋力を認めたが，起居動作はすべて自立，T杖で室内は自立していた．

目　標

　短期目標：早期離床，セルフケア自立．
　長期目標：筋力増強，歩行能力改善，活動量の自己管理．

プログラム

1）呼吸練習（深呼吸，自己喀痰）
2）ROM運動（胸郭，頸部，下肢）
3）筋力増強運動(頸部，体幹，両下肢筋力増強運動)
　　頸部：頸部挙上5秒保持，5回×4セット→10回×2セット
　　ヘッドアップ30°→15°→0°と強度をアップ
　　体幹：頸部挙上が可能になった段階で，さらに肩甲骨が床から離れるまで上げる．
　　下肢：股関節屈曲運動・膝関節伸展運動・踵上げ運動，各10回×2セット．
　　座位にて自動運動→重錘0.5kg→重錘1.0kgに増大した．
　　＊筋力増強運動は息を止めないようにし，呼気の間に収縮を促す．
4）歩行練習
5）集団教育参加

臨床判断

　心不全は急性増悪と改善を繰り返しながら，心機能が徐々に低下する病態を呈する．急性増悪を繰り返すことによって，二次的にQOLの低下を招く[8]．よって，心不全疾患者のリハビリテーションでは心不全の悪化を予防すること（再入院を減らすこと）が，目標となる．心不全の悪化の要因は，①塩分過多，②内服飲み忘れ，③感染症，④過負荷（過労）などがある．これらの要因を自己管理できる健康教育を実施することが，心不全疾患者のリハビリテーションの活動の一つである[9]．

本症例は前回の入院で，自己管理教育を受け，心不全の前駆症状として体重増加が一つの目安であることを学び，体重コントロールの重要性を認識していた．しかし，今回，体重の増加を自覚しながらも，体重コントロールに苦渋して，心不全を再発し，入院に至った．食事は配食された食事のみで間食はしておらず，塩分の過剰摂取，内服の飲み忘れはなかった．それにもかかわらず，なぜ体重増加に至ったのか？　これまでの生活背景を振り返りってみると，日常生活における活動量の過負荷が推論された．本症例は趣味活動である写真の展示会に備え，その準備のために外出の機会が増え，一時的な活動量の過負荷が原因と推論した．70歳代にCRT-D埋め込みが施行されて心機能低下がある症例にとって，日常生活の活動量の増加は徐々に心臓への負荷を蓄積することとなり，結果的に心不全の悪化を誘発することになったと思われる．

入院時に肺水腫を起こし，利尿剤の投与と血圧コントロールおよび陽圧呼吸療法（ASV）が施行された．理学療法は入院3日目から開始した．開始時は入院時の体重は48.9kgであったが46.9kgに減少し，呼吸苦が少しずつ改善した．また，早期の離床が心肺機能の過負荷にならないように，活動はベッド周辺の動作から開始し活動範囲と活動時間を調整した．理学療法の要点は，①自身がオーバーワークを自覚し，過活動とならないように留意すること．また，入院後，時々生じる食事中のムセにより，誤嚥性肺炎を起こし，心機能も一時的に悪化していたことから，誤嚥予防のために，②頸部・体幹の筋力増強運動，自己喀痰練習をすることと考えた．

経　過

理学療法プログラムはT字杖にて室内歩行を開始した．酸素吸入なしとなった翌日から歩行距離を延ばし，立ち上がり練習を開始した．食事開始後，誤嚥性肺炎，心不全が再び悪化し，鼻カニューレから2L/分の酸素吸入を再開した．その後，痰の喀出が困難となり，経口摂取が中止となった．2回の嚥下評価に基づいて，食物形態と水分のトロミ付けをして，体幹を右方向に向けた嚥下と複数嚥下で残渣を減らして摂食する方法を選んだ．さらに，食事後に自己喀痰練習を重ねた後に退院となった．退院時の心機能の耐久性は前回退院時（6月12日）とほぼ同等の能力まで改善（6分間歩行距離194m，前回196m）した．また，退院に際しケアマネジャーや施設職員への食物形態，病院通院の目安について情報を共有した．

▶ 連携のポイント

入院時点では作業療法は未介入であり，理学療法士と言語聴覚士による摂食嚥下療法のみに介入した．入院後10日目に関連職種によるカンファレンスを開催し，退院前までの療養計画を作成した．この際，「心不全手帳」を導入することで日々の体重を自ら記録してもらい，心不全増悪の兆候について自らの気づきを促すことを目標とした．体重は毎朝看護師とともに計測し，自身で記録することにした．また，言語聴覚士は誤嚥性肺炎予防のため，嚥下評価に基づいて嚥下指導や飲物へのトロミ付けの練習を実施した．

さらに，退院前には施設職員やケアマネジャーを交えた地域カンファレンスを開催し，運動耐容能や嚥下機能を含めた食物形態，病院通院の目安について情報を共有した．

3回目の入院より1年1か月後（作業療法追加介入期）

PT 理学療法経過 | OT 作業療法経過

1年1か月の期間に心不全増悪と肺炎の併発により4回の入院退院を繰り返していた．3か月前の入院時に院内で転倒し，既往歴のある腰痛が悪化した．

評価

本症例の主訴は腰が痛くて動けない．

血圧120/62mmHg，心拍数60bpm，PMR，SpO_2 98%，体重41.1kg（10月29日）であり，心不全悪化に伴う肺炎に加えて，腰痛が出現（左凸の側弯）しており，寝返り，起き上がり，車いすなどの起居移乗などに，これまで以上に時間を要していた．また，呼吸機能が弱まり気道内気流量の低下によって，自己喀痰に時間を要し，十分に喀痰できなくなった．痰のMRSAが陽性となり，室内で実施できる理学療法プログラムが著しく制限された．

全体像：性格は穏やかであるが，自身の考えを妥協しない頑固な一面があった．身だしなみや清潔面に気を使っていた．自身の病歴や心不全手帳を使用し自己管理には十分留意していたが，徐々に運動耐容能が低下して疲れやすくなり，特に午後は臥床して過ごす日々が増加した．

血圧120/62mmHg，心拍数60bpm，SpO_2：97%，安静時Borgスケール11．

認知機能：長谷川式認知症スケール（HDS-R）25/30点（短期記憶・語想起に失点）．同じ話を何度も繰り返し，話に夢中になると動作が止まるとか，同時に複数の情報を処理できない遂行機能の低下を認めた．

趣味：写真撮影の楽しみあり，毎年開催される展覧会に向けてこれまで撮影した写真を選定することである．

基本動作：病室内の歩行はT字杖を使用して修正自立であったが，連続した立位作業は10分程度で呼吸数が増加し，Borgスケール13まで増加した．ADLはFIM95/126点で，食事，更衣，セルフケア，排泄は自立していた．毎朝，洗面台で洗髪していたので入浴時には洗体のみの介助で済んだ．上肢を挙上し続ける洗髪動作では呼吸数が増え，SpO_2が95%まで低下し，Borgスケール13まで増加した．また，入浴後の疲労感も著明でありBorgスケール13まで増加することから，入浴後はしばらく臥床傾向であった．

目標

短期目標：自己喀痰，T字杖屋内歩行自立．
長期目標：誤嚥性肺炎の予防．

短期目標：心負荷の少ないADL動作の獲得（洗髪動作，入浴動作での心負荷の軽減を図る）．
長期目標：患者の負荷量を見極め，一日の総活動量の制限．

プログラム

1) 呼吸練習（咳，ハフィング）
2) 腰背部のリラクセーション
   ベッド上膝立て位から股関節屈曲・内外旋・体幹の回旋運動を自動介助運動にて実施．
3) 体幹・下肢の筋力増強運動
   ベッド上仰臥位，頭部の挙上：5秒保持，5回×4セット．
   股関節，屈曲・外転：左右各10回，自動介助運動→自動運動．
4) ストレッチ
   ハムストリングスストレッチ　10秒×2回
   体幹の回旋のストレッチ　　　10秒×2回
   下腿三頭筋のストレッチ　　　10秒×2回
5) 歩行練習
   病室内をゆっくり1往復×2セットから開始し，3往復×3セットまで増加．
   運動は腰痛を引き起こさない程度の軽負荷の運動を実施，筋力増強運動は息を止めないように声を出して数を数えながら実施した．リハビリテーションの時間は日中の離床時間を多くするために午前中に行い，痰を十分喀出してから実施した．

　ADL動作方法と1日の生活スケジュールを聴取し，心負荷の少ないADL動作方法や，活動しやすい時間帯の調整を指導した．

臨床判断

　本症例は心不全を繰り返し，心機能低下と全身の筋力低下，耐久性の低下を認めた．これまでも心不全悪化に伴い，嚥下機能の低下により，誤嚥を起こすことが多く，入院を繰り返すようになってきたと推論される．今回の入院時の単純X線所見では，心不全による胸水貯留はほとんど認めず，肺炎による浸潤影が認められていた．

　本症例は心不全の再発によって入退院を繰り返しており，ADL活動後の疲労や臥床傾向となっている生活習慣を改善する目的で，新たに作業療法が追加された．

　本症例の認知機能評価や日常生活場面の観察により，以下の二つの課題点を抽出することができた．一点は記銘力低下や二重課題処理能力の低下であった．普段のコミュニケーションに支障はなく，心不全手帳の記録といった自己管理も可能であったため，一見すると本症例の理解力は良好に思われたため，関連職者は注意事項を一度に指導しがちであった．しかし，実際には多量の情報を処理できないため十分な理解を促せず，ADL動作上で注意事項を関連付けて実行できていなかったと推論された．

もう一点は元来の性格から，計画通りに予定をこなしたいとの思いや仕事に対する責任感が優先し，心負荷を感じながらも休憩を設けずに動作を継続していることであった．以上のことから，本症例は，心負荷の自覚がないまま ADL 活動や趣味活動を行っているうちに，心過負荷となり，心不全の再発に至ったと推論した．

　本症例の日常生活の聴取より，毎朝洗面台で洗髪をしており，両上肢の挙上時に息をこらえ，心負荷の高い前傾姿勢を慣習的に行っていたことが判明した．改訂版「身体活動のメッツ（METs）表」[10] に基づくと，洗面台での洗髪動作やシャワーは 2.0Mets であり，他の ADL（1.5〜2.0Mets）と比較し運動強度が高いことに加え，胸部圧迫による呼吸苦も生じやすい姿勢で行われていた．さらに，身辺活動を一度に済ませようと午前中に入浴していたため，午後に疲労を感じて臥床傾向となる悪循環の生活スタイルであると推論した．

　また，今回の入院目的は誤嚥性肺炎であったが，肺炎による循環機能低下は心不全を増悪させるため，未然に再発を予防する必要があった．現段階では嚥下機能不全のため，病室では横向きになって嚥下していたが，入所者全員が集まる施設の食堂環境では，さまざまな外的な刺激が加わり，嚥下に専念できないばかりか，本症例が横向き嚥下での摂食は困難であると推論したため，今後は食事環境への配慮が必要であった．

改訂版『身体活動のメッツ（METs）表』より抜粋

ADL動作	METs
食事	2.0
入浴（座位）	1.5
トイレ排泄（座位）	1.8
身支度をする（手洗い，髭剃り，歯磨き，化粧）	2.0
シャワー	2.0
着替え	2.5
髪形を整える	2.5

第2章　画像情報とケーススタディ

経　過

　日常生活の洗髪動作には，水の不要なシャンプーの使用の提案によって，上肢拳上，息こらえ，前傾姿勢での動作時間を短縮することができた．洗髪動作中のSpO_2は97％以上の保持が可能となり，息切れも軽減し，自覚強度はBorgスケール13から11となった．また，シャワーの時間を午前中から夕方に変更したことで，入浴後の心負荷が軽減でき，日中の取り組める活動を心身の負担を少なくして遂行することができた．

　また，施設での食事の時間帯を少し早めることで，他の利用者による外的刺激が減少し，横向き嚥下での摂食に集中できるようになった．また食事時間の制約も受けないため，残渣の喀出ができるようになり，誤嚥のリスクは減少した．しかし，肺炎や心不全を繰り返し心機能は徐々に低下し，施設内での体調管理は困難と推察し，医療機関に転院することになった．

▶ 連携のポイント

　病棟看護師には「水の不要なシャンプー」を用いて，洗面台での前傾姿勢や上肢運動挙上位の活動時間短縮の提案を勧めた．また，入浴時間を午後の遅い時間に設定することで，入浴後に十分な休息が確保され，ADL上での心負荷軽減を図ることが可能となった．

　また，本症例に注意事項を伝える際には，口頭ではなく，簡潔な内容を記載した書面を手渡して繰り返し指導することに努めた．さらに，居住先の施設職員の方には，食事の時間帯を変更するなど，食事に集中しやすい環境を設定するよう伝達した．

今後の課題・反省点

　本症例は2016年8月，心不全を繰り返し入院となった．安達は高齢者に対する心不全の指導には，より具体的な指導が必要であると述べている[11]．

　心不全の悪化の原因として，服薬の忘れ，塩分過多，オーバーワークがあるが，本症例は糖尿病，高齢者に加え，胸痛や呼吸苦の自覚も低下しており，短期間で心不全の増悪，入退院を繰り返し，心機能，腎機能の低下を助長させていたと考えられる．受診の目安を体重の増加，むくみ，疲れやすさ，睡眠不足，食欲低下などを基準にして「心不全手帳」に記録していたが，心不全の重症化前に受診，心不全の軽減を図ることはできなかった．人との付き合いを楽しみにしている本症例は，毎日の自覚症状の変化にも鈍感になり「これぐらい大丈夫だろう」とつい過信し，オーバーワークに繋がり，心不全急性増悪，入院に至ったと推測される．オーバーワークの判断を患者自身だけではなく，施設職員や家族にも協力を得ることが必要であったと考えられる．施設内での活動の遂行状況を適宜把握しながら，僅かな心身の変化を見落とさず，症状が悪化する前に活動量を減少させ，例えば外出を控える，横になって休む時間を増やすなどの促しの声を施設職員や家族が掛けることにより，未然に心不全の悪化を防ぐことができると考える．

4-心不全　151

5 心筋梗塞

❖症例紹介

性　別：男性
年　齢：60歳代
職　業：パートタイム勤務
社会的背景：妻と2人暮らし
診断名：インフルエンザA型，慢性心不全増悪，急性心筋梗塞（X＋2日〜），両側多発性脳梗塞（X＋9日〜），誤嚥性肺炎
経過の概要：X－1年より労作時の呼吸不全症状があった．発症前日より悪寒と倦怠感，鼻汁の症状があったが仕事をしていた．帰宅し自宅で安静にしていたが改善がなくX日当院に救急搬送され，インフルエンザA型，胸部画像所見で胸水貯留，肺炎像を認め（**図2-3-26，図2-3-27**）慢性心不全増悪のため呼吸器内科に入院した．X＋2日，冷汗・嘔気・発汗・末梢冷感を認め，12誘導心電図にてST上昇を認め，心筋梗塞と診断された．緊急冠動脈造影法（Coronary angiography：CAG）/冠動脈カテーテル治療（PCI）目的に循環器内科に転科となった．
薬　歴：通院自己中断以降は常用薬なし
既往歴：高血圧症，左視床出血（X－6年），高脂血症，2型糖尿病，睡眠時無呼吸症候群
経　過：

　　X日　　　呼吸器内科に入院
　　X＋1日　循環器内科に転科
　　X＋2日　心筋梗塞発症　CAG/PCI施行
　　X＋5日　理学療法開始
　　X＋9日　脳梗塞と診断される．作業療法・言語聴覚療法追加開始
　　X＋13日　状態悪化
　　X＋27日　死亡退院

カテーテル所見：

　冠動脈カテーテル検査/ステント治療（X＋2日）
　冠動脈カテーテル検査：右冠動脈（Right coronary artery：RCA）　#2　90%
　　　　　　　　　　　　左前下行枝（Left anterior descending artery：LAD）　#7　total
　　　　　　　　　　　　LADに対しステント治療施行
　　　　　　　　　　　　左回旋枝（Left circumflex artery：LCX）　intact

血液検査データ：

－	X	X＋2				X＋3			X＋4		X＋5（日）
CK（U/L）	211	482	609	653	3376	7640	8400	5631	3983	2499	1710
CK－MB（U/L）			7	6	193	407	361	125	50	24	

※X＋2日　中性脂肪：146mg/dL，LDH-C：326U/L，HbA1c：10.2%
※X＋2〜3日にかけてCK，CK－MB値の上昇を認め，心筋梗塞発症の可能性が考えられた．

❖ 疾患の病態

　数日前より労作時の呼吸不全症状を自覚した．インフルエンザA型に罹患し当院呼吸器内科へ入院となった．安静時に冷感およびモニター心電図にてST上昇を認め，急性心筋梗塞疑いにて緊急カテーテル検査にて前下行枝#7の完全閉塞，右冠動脈#2は90％狭窄を認め，前下行枝の病変に対して，ステント留置が施行された．術後大動脈内バルーンパンピングを留置され集中治療室入室となった．一般病棟に転棟後，左片麻痺と構音症状に気づき，両側多発性脳梗塞の診断となった．

❖ 治　療

　冠動脈病変部位に対しては経皮的冠動脈形成術を施行されたが，術後に発症した脳梗塞に対しては，腎機能不全により薬剤（ラジカット）は投与しない方針となった．

❖ 画像を診るポイント

図 2-3-26
X日（20XX年1月20日）の
CT画像

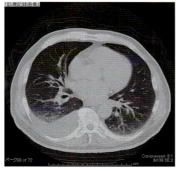

右側に胸水の貯留，両肺野下葉に肺炎像，心拡大を認めた．

図 2-3-27
X日（20XX年1月20日）の
単純X線画像

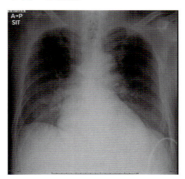

心拡大あり，CTR58％，両肺野下葉肺炎像を認めた．

図 2-3-28
X＋10日（20XX年1月30日）の単純X線画像

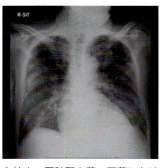

心拡大，両肺野上葉〜下葉にかけて肺炎像を認めた．

図 2-3-29
X＋13日のCT画像

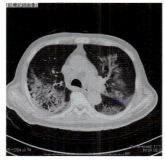

両肺野中葉〜下葉にかけて肺炎像を認めた．右胸水は減少した．

図 2-3-30
X＋13日の単純X線画像

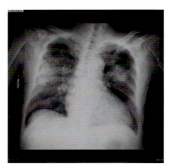

心拡大あり，右胸水は減少した．肺うっ血軽度認めた．

図2-3-31
X＋23日の単純X線画像

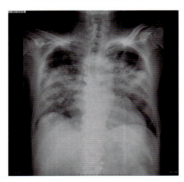

心拡大あり，肺野透過性低下，左右浸潤影増強を認めた．

❖ 予後予測

　全身性の血管病変による循環機能不全によって臓器虚血および微小血栓塞栓による虚血となる可能性があった．出血性病変による急変，頻呼吸による呼吸筋疲労・停止などによる急変や感染の遷延により衰弱していく可能性が示唆された．

X＋5日

PT　理学療法経過

目　標

　X－4日より尿量低下（18～80mL/時）により，急性循環不全改善剤（ドパミン3.0mL/時）で開始された．

　コミュニケーションは軽度の見当識低下があり，理解は可能であるが，発語は単語のみであった．

　呼吸機能は経鼻カニューレにて酸素は2L/分投与され，肺野全体で呼吸音の減弱を認め，胸郭の柔軟性は低く，チェーン・ストークス様の呼吸を認めた．

　基本動作・ADLは全介助，FIM運動項目が13点，認知項目が20点であった．

目　標

　短期目標：基本動作における介助量軽減，再発予防の生活指導．

プログラム

　呼吸理学療法：ベッド上でのROM運動．

臨床判断

　慢性心不全の増悪による入院加療中に急性心筋梗塞を発症した症例である．脳性ナトリウム利尿ペプチド（BNP）の値は582.8pg/mLと高値を示していた．冠動脈左前下行枝近位部の完全閉塞によってクレアチンキナーゼ（Creatine kinase：CK）値，CK-MB値も高値を示し，広範囲の心筋損傷が予測された．また，既往歴や入院時の採血検査から全身性の動脈硬化病変も推察され，多職種による再発予防に向けた包括的な生活指導の必要性が考えられた．

▶ 連携のポイント

　症例の認知機能低下を認めたため，再発予防に関する生活指導は，看護師・理学療法士よって家族に対しても実施した．

X＋10日～

PT　理学療法経過	OT　作業療法経過

評　価

【X＋10日】チェーン・ストークス呼吸を認め，無呼吸の間はSpO$_2$の低下を認めた．左上下肢に麻痺を認め，BRSは上肢Ⅱ，手指Ⅰ，下肢Ⅳ，表在感覚は正常，深部感覚は精査が困難であった．右上下肢の筋力はMMTで3～4で廃用性の筋力低下を認めた．

【X+11日】意識レベルはJCS Ⅱ-20．認知機能は，HDS-R15点/30点（減点項目：日時の見当識，計算課題，数字逆唱，短期記憶想起，物品名呼称・記銘，語想起）と低下を認めた．言語の理解は可能であったが，表出は構音症状があり不明瞭であった．ADLは病棟では最大介助であった．

目 標

短期目標：左上下肢の随意性向上，胸郭可動域の維持，能動的に円滑な吸気，呼気ができるようになる．

短期目標：左上下肢の随意性向上，ヘッドアップ座位時間の延長（食事摂取ができる30分程度の座位時間を目標とする）．

プログラム

ベッド上での麻痺側下肢の神経筋促通手技運動と非麻痺側下肢と体幹の筋力増強運動（ブリッジ・キッキング・膝屈曲・足関節底背屈）を実施した．

ヘッドアップ座位での麻痺側上肢の神経筋手技促通運動（全指屈曲伸展・肘屈曲伸展）と非麻痺側の筋力増強運動（上肢挙上・肘の屈曲伸展・手関節の回旋・全指屈曲伸展）．

臨床判断

心筋梗塞の発症数日後には閉塞血管を主体とする脳梗塞を発症した．脳梗塞による運動麻痺はBRSで麻痺側上肢Ⅱ，手指Ⅰ，下肢Ⅳと上肢の運動麻痺を強く認め，また非麻痺側上下肢も筋力低下を呈しており，起居動作に重度な介助を要する状態であった．

胸部画像所見では，両肺野で透過性の低下（図2-3-26）を認め，両肺野で呼吸音が減弱し，水泡音が聴取されたため，肺炎に罹患していることが推察された．

口腔機能は嚥下不全を認め，嚥下機能評価を実施するまでは絶食となっていた．その間にも発熱を繰り返し，抗生剤が投与され，嚥下食を開始した翌日にも発熱があり，胸部CT検査にて誤嚥性肺炎と診断された．既往歴や採血検査結果から，全身性の血管病変が推察され，心筋梗塞，脳血管疾患を発症しやすい病状であったことが考えられた．これまで処方された投薬を自分の判断で中断し，日常から生活習慣の乱れが発症の危険因子になっていたと考えられた．

肺炎に伴う心不全増悪，心筋梗塞，脳梗塞の発症，さらに感染症の遷延などを繰り返し，積極的な離床，運動療法を進め難い状態が続き，床上での運動を進めた．

▶ 連携のポイント

積極的な離床を進め難い状況に加え，肺炎や胸水を認めており，病棟看護師と連携しながら，ヘッドアップ座位の時間延長を図った．また長時間同一姿勢にならないようにポジショニングを変え，ベッド背もたれの背抜きなど実施した．

X＋12日〜

PT 理学療法経過 / OT 作業療法経過

評 価

【X＋12日】チェーン・ストークス呼吸を認めた．BRSは上肢下肢Ⅳ，手指Ⅰ．基本動作は中等度〜最大介助を要し，X＋11日目より中等度介助での端座位練習，X＋12日目より最大介助での車いす移乗練習を実施した．

【X＋13日】ベッド上で臥床時の意識レベルはJCS Ⅰ-2であったが，車いすに乗車すると，意識レベルは向上し，手洗いや口腔ケアをセッティング程度の介助にて行った．右手にて整容動作は可能であったが，左手の参加は乏しい状況であった．

156　Ⅲ　内部疾患

目　標

短期目標：基本動作の介助量軽減（妻の介助で起き上がり，車いす移乗可能なレベルを目標とする），左上下肢の随意性向上.

短期目標：ADLにおける介助量軽減，離床時間延長，ヘッドアップ座位時間延長.

プログラム

起居動作練習（起き上がりから車いす移乗まで）.

麻痺側の促通運動（全指屈曲伸展・肘屈曲伸展）と非麻痺側や体幹の筋力増強運動（ブリッジ・キッキング・膝屈曲・足関節底背屈）.

ADL練習（整容動作）・体重の自己管理

麻痺側の促通手技運動（全指屈曲伸展・肘屈曲伸展）と非麻痺側の筋力増強運動（上肢挙上・肘の屈曲伸展・手関節の回旋・全指屈曲伸展・指折り）.

臨床判断

意識レベルはJCS Ⅰ－2. コミュニケーションにおいて，理解・表出は可能であったが，チェーン・ストークス呼吸を認め，しばしば無呼吸になることもあった. BRSは上肢下肢Ⅳ，手指Ⅰ. 基本動作は中等度～最大介助，X＋11日目より中等度介助での端座位，X＋2日目より最大介助での車いす移乗練習を行った. 車いすに乗車すると，意識レベルは向上し，手洗いや口腔ケアを行った. しかしながら座位の耐久性は低く，ADL全般に介助を要する状態であった.

▶ 連携のポイント

徐々に基本動作練習・ADL練習へと移行したが，麻痺側の随意性低下に加え，非麻痺側の筋力低下により介助量は大きく，移乗動作は病棟看護師と共に行った. 病棟看護師と共にリハビリテーションを実施することで，患者の残存能力を知ってもらえ，病棟でのヘッドアップ座位時間の延長や，ADL動作の促しへとつなげることができた.

今後の課題・反省点

慢性心不全の急性増悪，急性心筋梗塞による心ポンプ機能の代償機転が破綻し，循環機能不全に陥る可能性があった. また両側肺炎，胸水貯留に伴う呼吸仕事量の増加により頻呼吸や呼吸筋疲労をきたし酸素化能が低下する可能性があった. 今回発症し広範囲の心筋梗塞により心ポンプ機能の低下をきたしていることが示唆されたため，バイタルサインの変動が起こりやすい状態であった. そのため患者状態の共有を多職種と図りながらリハビリテーションを実施していく必要があった.

入院当初より，全身性の血管病変が推察され，心筋梗塞，脳血管疾患を発症しやすい状態であった. その背景には処方された投薬の自己中断や生活習慣の悪化などが発症の危険因子となっていた.

肺炎に伴う心不全の増悪（図2-3-27～図2-3-29），心筋梗塞や脳梗塞の発症，感染症の遷延などの重複した症状が全身状態の悪化を呈しており，ヘッドアップ座位でさえも過負荷であったことが考えられる. 心不全増悪の指標として，胸部X線写真や日々の推移する尿量，血液データの微細な所見を細心の注意を払って観察することが必要である.

6 腎不全

❖ 症例紹介

性　別：女性
年　齢：80歳代
職　業：無職
社会的背景：家族構成は夫，息子と3人暮らし．
経過の概要：症例は腎機能低下により他院に受診しており，X月Y日に倦怠感・食欲低下と深呼吸・体動時の右肋骨部（第6肋骨辺り）の疼痛を自覚した．近医を受診し点滴加療すると一時的に倦怠感が改善するもX月Y＋2日に脱力感が生じ，歩行不可能・悪寒が認められ当院に救急搬送となった．
既往歴：60歳代右大腿骨骨折，77歳代高血圧

❖ 疾患の病態

慢性腎不全の急性増悪により，血液検査でクレアチニン5.48mg/dL，尿素窒素（BUN）71mg/dL，推算糸球体濾過量（eGFR）6.2mL/1.73m^2 と腎機能低下が著明に生じており，ヘモグロビン9.8g/dLと貧血の進行も認められた．一過性にHR150～180mmHgまで上昇を認め，心不全の合併を伴う可能性があることから血液透析（hemodialysis：HD）導入となった．緊急にHDを実施するにあたり，ブラッドアクセスを挿入する必要があるが，血管虚血により右内頸静脈留置困難であり，右大腿静脈に非カフ型カテーテルを留置して右鼠径部からHD開始となった．今後も週3回で透析が必要であり，右大腿静脈のブラッドアクセスが曲がるとHD困難となってしまうため座位など股関節の屈曲位を避けることと，労作時に一過性にHR上昇が認められるため安静度は，離床を控え，ベッド上安静とした．

❖ 治　療

HDによる老廃物の除去，除水により高カリウム血症による不整脈や心停止のリスク軽減，水分量増加による心不全の合併症予防を実施して，ベッド上安静によって労作時のHR上昇を抑え，心不全の予防およびベッド上安静中の廃用症候群予防を目的に，リハビリテーションを実施した（X線画像より心胸比〈CTR〉60.2％の心拡大を認めた）．

❖ 画像を診るポイント

X線にて入院時と安静時のCTR悪化の有無，胸水の有無．
膝関節の単純X線画像（石灰化）**(図2-3-32)**．

図2-3-32　膝関節の石灰化

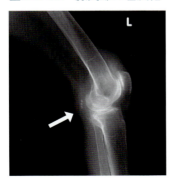

❖ 予後予測

腎臓病は進行性疾患であり，治療方針も進行抑制が中心となる．今後，透析療法を継続し，自宅退院を目指すにあたり，管理しやすい内シャントの作製が必要であると思われた．左膝関節の石灰化に関しては全身運動やROM運動によって，全身に生じる関節の石灰化を未然に予防できると思われた．

第1病日

PT 理学療法経過 OT 作業療法経過

評 価

週3回の血液透析を行うために，右鼠径部にブラッドアクセス挿入中であり，安静度はベッド上安静であった．

CTR は62.5%で心拡大を認めた（図2-3-33）．両下葉部に胸小を認めた．

図2-3-33　1日目の胸部単純X線画像

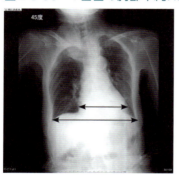

ベッド上安静時の血圧は130/60mmHg，HRが87bpm，SpO_2が97%であった．

呼吸は胸腹式呼吸で腹式呼吸が優位であった．痰は少量，白色，粘調で，両下葉に水泡音を認めた．

下肢の筋力はMMTで3，SLR・ブリッジ動作は可能であった．

ROMは膝関節の屈曲が90/100°で，中等度のROM制限を認めた．

下肢周径は下腿最小部が17.0cm/17.0cm，下腿最大部が24.5cm/24.0cm，膝関節裂隙が28.0cm/31.0cm，膝蓋骨上縁が31.0cm/30.5cm，10cm上が30.0cm/26.5cm，15cm上が26.5cm/27.0cm．

運動時痛（Visual analogue scale：VAS）は右膝関節の屈曲時に4/10，左膝屈曲時に6/10の疼痛を認めた．

歩行は安静度制限により未実施であった．

意識レベルはJCS I -1，認知機能はHDS-Rにて28点であった．

上肢の筋力はMMTで4，握力12/10kgであった．

基本動作は寝返りが修正自立であったが，起き上がり・長座位保持・端座位保持・立ち上がり・移乗は安静度制限のため未実施であった．

FIMの運動項目20/91点で，認知項目は35/35点で総合計55/126点であった．

目　標

短期目標：車いす移乗獲得，下肢筋力はMMT4の獲得.

長期目標：歩行器を用いた歩行の獲得.

短期目標：トイレ動作の獲得.

長期目標：トイレ動作自立.

プログラム

1) ベッド上での下肢・体幹の筋力増強運動
   低負荷高頻度を意識して自動介助運動にて実施した.
2) 膝関節のROM運動
3) 呼吸練習
   口すぼめ呼吸，腹式呼吸，呼吸補助筋のリラクセーションを実施した.

1) ベッド上での上肢（前腕を中心）の筋力増強運動
   低負荷高頻度を意識して自動介助運動にて実施した.
2) 上肢（肩関節を中心）のROM運動

臨床判断

　急性腎不全による尿毒症の状態となり意識レベルは低下し，血液透析が必要な状態となった．血液透析は右鼠径部よりブラッドアクセスが挿入されていた．リハビリテーション介入時には意識レベルは清明であったが，右鼠径部からのブラッドアクセス挿入により右股関節の過屈曲が禁止に加え，運動制限となっており，セミファーラー位までのベッド上安静となっていた．

　血中のアルブミン値が2.1g/dL（正常値4.1〜5.1 g/dL）と低く，低栄養状態であること，腎不全によるエリスロポエチン低下による腎性貧血を伴い，過度な筋力増強運動を避ける必要があった．腎機能不全によるビタミンD活性化が生じ，小腸でもカルシウム吸収が低下する．そのため，異所性石灰化が生じ，血管壁，軟部組織，心・肺などの石灰化が起こり，血管の狭窄・閉塞（心筋梗塞など）やROM制限の可能性[12]があることから，早期にROM練習による予防が必要になる．

▶ 連携のポイント

　病棟の看護師と担当医には，今後臥位による肺炎などの合併症の発生リスクが上がることを説明し，ブラッドアクセスを鼠径部から頸部に入れ替えの提案をした．7日後，鼠径部のブラッドアクセスを頸部に移行され，座位保持可能となり活動範囲の拡大となった．血液透析による体内の除水が進むまで心不全の増悪を防ぐために過度な運動は避け，廃用症候群の予防を目的に筋力維持できる程度の運動のみを実施した．運動強度はBorgスケール12（HR120）以下で行える運動にコントロールした．運動は心電図モニターで急激なHR上昇をチェックしながら実施した．今後前腕に内シャントを作製していくにあたり，内シャントは狭窄や閉塞する可能性がある．よって，内シャント作製術前から前腕の運動習慣をつけ，前腕の血流を守る必要がある．そのため，理学療法士は下肢を中心とした筋力増強運動，作業療法士は上肢を中心とした筋力増強運動を実施し，個々の役割を分担して筋力増強運動を実施した．また，両膝関節は異所性石灰化が起こる可能性が高く，理学療法士，作業療法士の双方で上肢・下肢のROM運動を継続した．

第7病日

PT 理学療法経過 | OT 作業療法経過

評 価

週3回の血液透析を右鼠径部のブラッドアクセスから頸部に入れ替えた後，ベッド上安静の時間も少なくなり，徐々に活動性とコミュニケーションの機会が多くなってきた．安静度は車いすの移乗可能なレベルとなった．

CTRは55.6%で心拡大を認めたが，1日目に比べ6.9%減少した（図2-3-34）．

図2-3-34　7日目の胸部単純X線画像

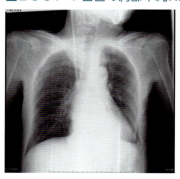

安静時の血圧は124/60mmHg，HRが89bpm，SpO_2が97%であり，一方，労作時の血圧は134/72mmHg，HRが96bpm，SpO_2が97%であった．

ROMは膝関節の屈曲が100/110で左右ともに10°改善した．

下肢周径は下腿最小部が左右ともに－1cm，裂隙・膝蓋骨上縁は変化なし，それ以外は－0.5cmであった．

運動時痛（VAS）は右膝関節屈曲時に3/10の疼痛あり．左膝の屈曲時に4/10の疼痛あり，荷重時痛は左膝関節に5/10の疼痛を認めた．

意識レベルはJCS0であった．

基本動作は寝返り，起き上がり，長座位保持，端座位の保持が修正自立となったが，立ち上がり，移乗は軽度の介助を要した．

FIMは運動項目が55/91点，認知項目が35/35点で総合計90/126点であった．減点項目は食事が6点，整容・清拭・更衣（上下）が5点，トイレ動作・ベッド車いす移乗・トイレ移乗が4点，歩行・階段が1点であった．

目 標

短期目標：膝関節疼痛軽減と歩行器歩行の獲得，下肢筋力はMMT4の獲得．
長期目標：杖を用いての病棟歩行獲得．

短期目標：歩行器歩行でのトイレ移動獲得．
長期目標：杖を用いての病棟歩行獲得．

プログラム

1) 臥位・立位での四肢・体幹の筋力増強運動
2) 膝関節のROM運動
3) 離床（車いす移乗）

　※カルボーネン法（係数0.5）より目標心拍数を110bpm以内で運動療法を実施する.

　カルボーネン法：目標心拍数＝（予測最大心拍数＜220－年齢＞－安静時心拍数）×係数＋安静時心拍数

　心拡大を認めたため，係数はなるべく高く設定せず，有酸素運動程度の運動負荷に抑える必要があり，運動強度は50％の中等度とした.

1) 上肢（前腕を中心）の筋力増強運動.
2) 上肢（肩関節を中心）のROM運動.
3) 起居動作練習，離床（車いす移乗）.
　肘立腹臥位（on elbow），両上肢支持腹臥位（on hand）を意識させた起き上がり練習.

　理学療法同様に起立性低血圧に注意して離床時間を増やした.

臨床判断

　本症例は急性腎不全により尿量が減少し，両下腿に浮腫が出現していたが，週3回の血液透析を行うことで体内の除水ができ，下腿最小部の周径やCTRが減少した. また，下腿最大部・大腿部の周径が減少したのは，1日の安静で2％の筋力が低下すると報告されており[13]，ベッド上安静臥床による廃用性の筋力低下が原因と思われた.

　至適運動強度は自覚的運動強度やカルボーネン法による目標心拍数を超えないようにHR上昇に注意しながら運動を行ったため，CTRも徐々に減少し，心拡大の悪化も認めなかった. また，膝関節内の異所性石灰化に対しては，ROM運動を積極的に実施したため，ROMの悪化は認められず，膝関節のROM制限も改善を認めた.

　介入翌日の膝関節のX線画像は，両側変形性膝関節症に加え，膝窩部に石灰化が認められたため，早期ROM練習の介入は効果があったと思われる.

▶ 連携のポイント

　リハビリテーション開始時，血液透析用カテーテルであるブラッドアクセスが鼠径部に挿入されており，座位になると股関節部でカテーテルが曲がり，透析ができなくなってしまうため，ベッド上安静の指示が出ていた. そこで看護師・担当医とカンファレンスを行い，ブラッドアクセスを鼠径部から頸部に入れ替えができないか話し合った. その結果ブラッドアクセスを鼠径部から頸部に入れ替えることができ，安静度の拡大に繋がった.

　ベッドからの離床機会を増やすために理学療法士，作業療法士ともにリハビリテーション介入時は全身状態に応じて可能な限り車いすの移乗練習を実施した.

第10病日

PT 理学療法経過

評価

　血液透析は週3回透析，右鼠径部のブラッドアクセス挿入中であり，安静度は歩行可能なレベルであった．

　CTRは69.2％で，心拡大を認めた．1日目に比べ6.7％増加した（図2-3-35）．

図2-3-35　10日目の胸部単純X線画像

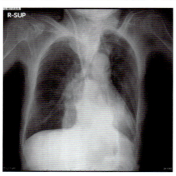

　安静時の血圧は128/62mmHg，HRが86bpm，SpO_2が97％であったが，労作時の血圧は142/80mmHg，HRが108bpm，SpO_2が95％であった．

　ROMは膝関節の屈曲が100/110°で中等度の屈曲制限を認めた．

　下肢周径は変化なし．

　運動時痛は右膝関節の屈曲時に2/10の疼痛を左膝屈曲時に3/10の疼痛を認めた．

　荷重時痛（VAS）左膝関節に3/10の疼痛を認めた．

　歩行器を用いた歩行は30m連続歩行可能であったが，歩幅は短く，歩行速度は遅かった．

　また，歩行後の息切れ・疲労感は著明であった．

目標

短期目標：杖歩行でのトイレ移動獲得．
長期目標：自宅退院，独歩の獲得．

OT 作業療法経過

評価

　基本動作は寝返り・起き上がり・長座位保持・端座位保持・立ち上がり・移乗は修正自立となった．

　FIMは運動項目が61/91点，認知項目が35/35点で96/126点であった．減点項目は食事が6点，整容・清拭・更衣（上下）・トイレ動作・ベッド車いす移乗・トイレ移乗が5点，歩行が4点，階段が1点であった．

目標

短期目標：杖歩行でのトイレ移動獲得．
長期目標：家事動作獲得しての自宅退院．

プログラム

1) 立位での下肢・体幹の筋力増強運動
2) 膝関節のROM運動
3) 歩行器歩行練習

1) 上肢（前腕を中心）の筋力増強運動
2) 上肢（肩関節を中心）のROM運動
3) 歩行器を用いた応用歩行練習
　　Dual task（二重課題）を目的に，しり
　　とりをしながらの歩行練習を実施した．

臨床判断

　血液透析による除水で下腿の浮腫は軽減し，加えてベッド上安静から活動範囲が拡大したことで，下腿の浮腫の悪化を予防することができた．しかし，入院生活における活動量は少なく，下肢筋力の改善や下肢周径の増加にはつながらなかった．歩行器歩行では30mの連続歩行で息切れが生じるなど易疲労性を認め，ベッド上安静の期間に生じた廃用症候群により心機能の耐久性低下を認めた．歩行器を用いた歩容は，両上肢を支えながら上体重量を歩行器にもたれ，体幹を前傾した姿勢で歩いていた．またベッド上安静期間中の筋力低下と膝関節痛が歩容に影響を及ぼしていたと考えられる．

　X線画像よりCTRが増加しており，歩行練習の開始が安静期間中に生じた廃用症候群による耐久性が低下した心肺機能へ負荷がかかったと思われる．また，貧血も進行しており，Hbも8.0g/dLまで低下しており，治療目標とされる10～12g/dL（CKD診療ガイド2009）まで達していなかった．そのため，労作時の酸素運搬能を代償するために心拍数や呼吸数を増加させ，心負荷増大に繋がったと考えられる．

▶ 連携のポイント

　離床開始となったが心負荷への影響を考慮し，長距離の歩行は避け，トイレまでの短距離歩行から開始した．歩行器の歩行も見守りレベルで30m可能であることからトイレ移動は車いすから歩行器歩行に変更し，リハビリテーション・プログラム以外の時間帯に病棟でも歩行器を用いて歩行する機会を増やすように看護師に協力を依頼した．

　18日目：左前腕に内シャント作製
　25日目：総胆管結石除去術
　46日目：最終評価，自宅退院

第46病日

PT　理学療法経過

OT　作業療法経過

評　価

　週2回の血液透析，左前腕に内シャントが設置され，安静度は歩行レベルとなった．
　CTRは58.3%で，心拡大を認めた（1日目に比べ−4.2%）（図2-3-36）．

　上肢の筋力はMMTで4，握力16/12kg（1日目に比べ4kg/2kg改善）．
　基本動作：寝返り，起き上がり，長座位保持，端座位保持，立ち上がりおよび移乗が，

図2-3-36　46日目の胸部単純X線画像

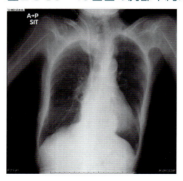

　安静時の血圧は126/60mmHg，HRが87bpm，SpO$_2$が97%であった．
　労作時の血圧は134/80mmHg，HRが100bpm，SpO$_2$が95%であった．
　呼吸は腹式呼吸が優位な胸腹式呼吸，痰なし，聴診は全肺野で清音であった．
　下肢・体幹の筋力はMMTで4であった．
　ROMは膝関節の屈曲が105/115°．
　下肢周径は下腿・裂隙・膝蓋骨上縁は変化なし，それ以外は1.0cm増大した．
　膝関節の疼痛は消失し歩行は独歩にて連続70mの歩行が可能となった．
　10m歩行テストは独歩にて13.6秒（23歩），TUG-Tは16.2秒（20歩）であった．

修正自立であった．立位保持時間2分以上可能であった．
　FIMは運動項目が88/91点，認知項目が35/35点，総合計123/126点であった，減点項目は歩行6点，階段5点のみであった．
　食器やお盆などの物を運びながらの応用歩行も可能であった．

目　標

独歩での自宅退院．
週2回の血液透析を持続（週3回に増えないように）．

プログラム

1) 立位での四肢・体幹の筋力増強運動
2) 四肢のROM運動
3) 独歩を目的とした練習
4) 生活指導

1) 立位での四肢・体幹の筋力増強運動
2) 四肢のROM運動
3) 食器やお盆など物を運びながら応用歩行練習
4) 掃除練習

臨床判断

　慢性腎不全の合併症の頻度が多いものとして，心不全がある．慢性腎不全の増悪による水分貯留や高K血症など心不全を悪化させる要因が多いにもかかわらず，入院時に比べCTRの増加なく，安静度を上げることができたことはバイタルサインの確認をしながら実施したこと，病棟と協力

して普段の生活から離床機会を増やし，運動を小分けにして介入できたことが心不全の悪化なく自宅退院に結び付いたと思われる．また，徹底した生活指導と食事管理，運動療法，薬物療法により腎不全ではあるが，著明なeGFRの悪化がなく，排尿もまだあったため，血液透析の頻度を週3回から2回に減らすことができ，週2回透析のまま退院できた．

▶ 連携のポイント

担当医とカンファレンスを行い，早期に離床できるように血液透析のブラットアクセスの挿入位置を鼠径部から頸部への移動を提案し，さらにリハビリテーション介入にあたり，心肺機能への過剰な負荷を避けるためにHR上昇の上限を設けながら，多職種でリハビリテーション・プログラムを遂行することができた．

理学療法士，作業療法士，病棟看護師と協力して転倒に留意し，安全にトイレに移動できる方法を共有しながら，歩行回数や離床の機会を増やすことができた．また，本症例の食事や自宅退院後の生活に関する質問は，多職種で栄養管理や退院後の生活について統一した指導内容を心がけた．理学療法士，作業療法士としての生活指導の一環として運動療法のポイントを指導した．腎不全の症例に対しての運動療法は，心臓リハビリテーションと同様に有酸素運動が基本であるが，本症例は身体機能が低く，有酸素運動が困難であったため，自重を利用した抵抗運動を指導した．

今後の課題・反省点

本症例への生活指導は「連携のポイント」で示したように入念に実施したが，家族への生活指導は十分ではなかった．食事を作るのは症例自身であるが，在宅での食事管理は一緒に同居する家族の協力が不可欠であることから，生活指導は本症例だけでなく，家族も含めた指導と，協力体制を整える必要性があった．

生活指導では多職種で栄養管理や運動療法について指導できたが，実際に調理実習などの実際の家事動作練習や評価を実施することができなかった．立位保持や独歩も可能になっているが，実際に家事動作を含めたIADLに関して評価する必要があった。

参考文献

1) Needham DM, et al.：Improving long-term outcomes after discharge from intensive care unit：report from a stakeholders conference. Crit Care Med 40：502-509, 2012

2) Stevens RD, et al.：A framework for diagnosing and classifying intensive care unit-acquired weakness. Crit Care Med 37：299-308, 2009

3) 鈴木歩美, 他：心臓外科術後に合併症が重複した症例に対する理学療法. 静岡理学療法ジャーナル15：38-42, 2006

4) Burrows CM, et al.：Predicting survival in patients with recurrent symptomatic malignant pleural effusions：an assessment of the prognostic values of physiologic, morphologic, and quality of life measures of extent of disease. Chest 117：73-78, 2000

5) Coleman RE：Bisphosphonates：clinical experience. Oncologist 9 Suppl 4：14-27, 2004

6) 岡野義夫, 他：悪性腫瘍と骨 肺癌骨転移に対するゲフェチニブの効果. Clinical Calcium 18：527-533, 2008

7) Gaspar L, et al.：Recursive partitioning analysis（RPA）of prognostic factors in three Radiation Therapy Oncology Group（RTOG）brain metastases trials. Int J Radiat Oncol Biol Phys 37：745-751, 1997

8) 井上明江, 他：慢性心不全患者における心不全増悪症状の理解と症状出現時の対処行動. 心臓リハビリテーション 20：185-190, 2015

9) 後藤葉一：心不全治療法としての心臓リハビリテーション. 心臓リハビリテーション 13：273-277, 2008

10) 中江悟司, 他：改訂版「身体活動のメッツ（METs）表」（独）国立健康・栄養研究所. 2012年 http://www.nibiohn.go.jp/files/2011 mets.pdf（2019年9月24日閲覧）

11) 安達 仁：超高齢心不全患者の心臓リハビリテーション. 心臓リハビリテーション 23：124-127, 2017

12) Moe S, et al.：Definition, and classification of renal osteodystrophy：a position statement from Kidney Disease：Improving Global Outcomes(KDIGO). Kidney Int 69：1945-1953, 2006

13) 上月正博：低体力者のための健康・体力づくり. 体育の科学 53：502-509, 2003

索　引

欧文

ACE阻害薬 142
AC-PC Line 8
Activities of daily living 21
Adaptive-servo ventilator 142
ADL 21
AFO 74
Ankle foot orthosis 74
Arteriosclerosis obliterans 142
ASO 142
ASV 142, 147

BBS 75
BE 123
Behavioural inattention test 75
Berg balance scale 75
Biodex medical systems 50
BIT 75
Blood urea nitrogen 121
BNP 125
Brain natriuretic peptide 125
BRS 70
Brunnstrom stage 70
BUN 121
Bモード 12

Cardiac resynchronization therapy defibrillator 142
Cardio-thoracic-ratio 122
CART 104
Central venous pressure 121
CHART試験 145
Chronic obstructive pulmonary disease 114
CKC 49
Classification and regression trees 104
cleft 54
Closed kinetic chain 49
CO₂ナルコーシス 114
Codman 18

Computed tomography 5
Continuous passive motion 33
COPD 114
CPM 33
CRT-D 142, 147
CT 5
CTA 102
CT angiography 102
CTR 122, 125, 158
CTアンギオグラフィー 102
CVP 121

DCM 142
Deep venous thrombosis 39
Delto-pectoralアプローチ 19
Diffusion weighted image 6
Dilated cardiomyopathy 142
Dual task 165
DVT 39
DWI画像 6

Eastern cooperative oncology group 135
ECOG 135
ECOG-PS 135
Evans index 103

FIM 73, 123
FiO₂ 123
FLAIR画像 6
Fluid attenuated inversion recovery 6
Functional independence measure 73

Giving way 44

Hasegawa dementia rating scale-revised 39
HCO₃⁻ 123
HD 158
HDS-R 39

hemodialysis 158

IADL 25
ICU-AW 124
Instrumental activities of daily living 25
Intensive care unit-acquired weakness 124

Japan coma scale 66
JCS 66

KAFO 83
Karnofsky performance status 134
Kellgren-Lawrence分類 29
KPS 134, 135

Lachman test 44
Love（変）法 59

Magnetic resonance imaging 6
Manual muscle testing 33
MAS 75
MCA 91, 92
MED 59
Micro endoscopic discectomy 59
Micro Love 59
Mikulicz線 34
Mini-mental state examination 72
MMSE 72
MMT 33
Modified ashworth scale 75
MRI 6
MRSA 148

Neer分類 18
NRS 33
NT-proBNP 146
Numerical rating scale 33
NYHA 145

OKC 49
OM Line 8
Open kinetic chain 49

PaCO$_2$ 123
PaO$_2$ 123
PCI 90
PED 59
PEEP 123
Percutaneous coronary intervention 90
Percutaneous endoscopic discectomy 59
Performance status 135
P/F ratio 125
P/F比 125
PH 123
PICS 124
Pivot-shift test 44
Positive end expiratory pressure 123
Post intensive care syndrome 124

Range of motion 21
RAPS-AFO 87
Remodeled adjustable posterior strut-ankle foot orthosis 87
ROM 21

SAH 102
SCU 82
SLR 33, 48
SpO$_2$ 114
SRS 130
Stereotactic radiosurgery 130
Straight leg raising 33, 48
Stroke care unit 82
Subarachnoid hemorrhage 102

T1 weighted image 6
T1WI 6
T1強調画像 6

T2 weighted image 6
T2WI 6
T2強調画像 6
TKA 32
TMT-A 75, 110
TMT-B 75, 110
Total knee arthroplasty 32
Trial making test-A 75
Trial making test-B 75
TUG-T 166

VAS 160
Visual analogue scale 160
VPシャント術 102

WBI 125
Weight bearing index 125

あ
アーチファクト 5
アセトアミノフェン 30
アテローム血栓性脳梗塞 90
アルブミン値 161

い
一次運動野 10
一次感覚野 93
一次性変形性膝関節症 29
イメージングプレート 2

う
ウィリス動脈輪 102
うっ血 142

え
エリスロポエチン 161
塩基余剰 123

お
横隔膜 4
オスグッド・シュラッター病 4

か
介護サービス 43
外側半月板断裂 45
外側皮質脊髄路 10
外反膝変形 29
解剖頸骨折 18
開放性運動連鎖 49
化学療法 130
拡散強調画像 6
核磁気共鳴状態 6
拡張型心筋症 142
下肢伸展挙上 48
荷重ストレス 30
カッティング動作 47
カテーテル治療 90
眼窩外耳孔線 8
間質性肺炎 121
関節可動域 21
γネイル 40

き
気腫性変化 114
機能的自立度評価 73
急性心不全 142
胸腔ドレーン 130
筋厚 13
筋膜 14

く
くも膜下出血 102
クレアチニン 121
クレフト 54, 56
クロスステップ 51

け
ケアマネジャー 43
軽度押し返し 94
経皮的血管形成術 142
経皮的内視鏡下椎間板摘出術 59
血液透析 158
血管拡張薬 142

血腫圧迫	66
血腫量	68, 80
血栓回収療法	90
血栓溶解療法	90
ゲフェニチブ	134
肩甲上腕リズム	23
減速動作	47
顕微鏡下椎間板摘出術	59

こ

コイル塞栓術	102
高カリウム血症	158
高吸収域	5
抗凝固薬	90
高血圧性脳出血	66
高次脳機能	70
高信号域	6
硬性コルセット	57
硬膜外ブロック	59
硬膜管	59
誤嚥	142
誤嚥性肺炎	3
コースクラックル	116
骨棘	29
骨粗鬆症	36
骨頭壊死	18
コンベックス型	12

さ

サービス付高齢者住宅	146
酸塩基平衡	123
酸素化係数	125
酸素濃度	123
酸素飽和度	114

し

視床	10
視床出血	78
持続他動運動	33
膝蓋腱	45
弱オピオイド	30

シャント術	78
重炭酸イオン	123
集中治療後症候群	124
終末呼気陽圧	123
手段的日常生活動作	25
出血性梗塞	90
腫瘍マーカー	130
上腕骨近位端骨折	18
シルビウス溝	106
シルベスター法	136
心胸比	158
心筋梗塞	152
シングル型	12
神経筋促通手技	71
神経根	59
神経根ブロック	59
心原性脳塞栓症	90
人工呼吸器	121
人工膝関節置換術	32
腎性貧血	161
心臓再同期療法	142
身体活動のメッツ（METs）表	150
深部静脈血栓症	39
心不全	121, 142
腎不全	158
診療放射線技師	3

す

推算糸球体濾過量	158
水頭症	66
髄内釘固定	18
水泡音	116
髄膜刺激症状	102
数値的評価スケール	33
頭蓋内圧亢進	66, 102
スクワット	49
ステロイド	30
ステロイドパルス療法	114
ステント留置	142
スライス厚	68

せ

正常圧水頭症	102
セクタ型	12
セミファーラー位	161
前交通動脈瘤	102
前交連・後交連線	8
全身状態不良	134
穿通枝動脈	90

そ

側脳室前角幅	103
側副血行路	90

た

体幹ギプス	57
大腿骨頸部骨折	36
大脳基底核	10
多用途筋機能評価運動装置	50
短下肢装具	74, 87
短期記憶	70
断層画像	5
淡蒼球	10

ち

チェーン・ストークス	155
注意機能	70
中心静脈圧	121
中大脳動脈	92
超音波	12
長下肢装具	71, 83

つ

ツイストターン	50
椎体圧壊	57

て

定位放射線治療	130
低吸収域	5
低酸素血症	114
低信号域	6
転移性脳腫瘍患者	134

と

動脈血酸素分圧 123
動脈瘤クリッピング術 102
徒手筋力検査 33

な

内視鏡下椎間板摘出術 59
内側半月板断裂 45
内反膝変形 29
内包 10
軟性コルセット 62

に

ニーイン・トウアウト位 49
二酸化炭素分圧 123
二次性変形性膝関節症 29
二重課題 165
日常生活活動 21
尿素窒素 121
尿道カテーテル 70
尿路感染 121

ね

ネーザルハイフロー 118
ネフローゼ症候群 121

の

脳圧 10
脳血管攣縮 102
脳梗塞 90
脳室穿破 11, 66
脳室ドレナージ 78
脳室腹腔短絡術 102
脳性ナトリウム利尿ペプチド
　　前駆体N端フラグメント 146
脳脊髄液 5
脳卒中ケアユニット 82
脳動脈瘤 102
脳内出血 10
脳内穿通枝動脈 66
脳浮腫 10, 66

は

肺炎 121
肺がん 130
バイタルサイン
　　84, 123, 124, 126, 128
肺野透過性 3, 4
肺容積 3, 4
長谷川式認知症スケール 39, 72, 148
鼻カニューレ 119

ひ

ヒアルロン酸 30
被殻 10
被殻出血 66
膝くずれ症状 44
膝伸展股関節屈曲 33
膝前十字靭帯損傷 44
尾状核 10
非ステロイド消炎鎮痛剤 30
左半側空間無視 70
腓腹筋内側頭 13
非弁膜症性心房細動 90
ピボット動作 51
びまん性筋力低下 124
ヒラメ筋 13

ふ

フェイント動作 52
不随意運動 78
不整脈 142
プッシャー現象 94, 97
プライオメトリクスエクササイズ 51
ブラッドアクセス 158
プラン画像 9
プレート固定 18
プローブ 12
プロトン 6

へ

閉鎖性運動連鎖 49
閉塞性動脈硬化症 142

変形性膝関節症 29
弁膜症 90

ほ

膀胱直腸症状 59

ま

慢性閉塞性肺疾患 114

み

右共同偏視 70
水抑制画像 6

も

モーメントアーム 26

よ

陽圧呼吸療法 147
腰椎圧迫骨折 53
腰椎椎間板ヘルニア 59

ら

ラクナ梗塞 90
ランジ運動 49

り

リニア型 12
利尿薬 142
両室ペーシング 142

る

累積生存曲線 32

れ

レンズ核線条体動脈 66

わ

ワーファリン 90

PT・OTのための
画像評価に基づく疾患別ケーススタディ

発　行	2019年11月15日　第1版第1刷©
監　修	奈良　勲
編　集	淺井　仁　　柴田克之
発行者	青山　智
発行所	株式会社 三輪書店
	〒113-0033　東京都文京区本郷6-17-9　本郷綱ビル
	TEL 03-3816-7796　FAX 03-3816-7756
	https://www.miwapubl.com
装　丁	大類百世（株式会社 大空出版）
印刷所	シナノ印刷株式会社

本書の内容の無断複写・複製・転載は，著作権・出版権の侵害となることがありますのでご注意ください．

ISBN 978-4-89590-678-4 C3047

JCOPY ＜出版者著作権管理機構　委託出版物＞

本書の無断複製は著作権法上での例外を除き禁じられています．
複製される場合は，そのつど事前に，出版者著作権管理機構（電話 03-5244-5088，FAX 03-5244-5089，e-mail：info@jcopy.or.jp）の許諾を得てください．